ECGブック
心電図センスを身につける
第3版

訳／村川　裕二　帝京大学医学部附属溝口病院第4内科 教授
　　山下　武志　(財)心臓血管研究所 所長

Making Sense of the ECG
A hands-on guide
Third Edition

Andrew R. Houghton
MA(Oxon) DM FRCP(Lond) FRCP(Glasg)
Consultant Cardiologist
Grantham and District Hospital
Grantham, UK
and
Visiting Fellow, University of Lincoln,
Lincoln, UK

David Gray
DM MPH BMedSci FRCP(Lond) FRIPH
Reader in Medicine and Honorary
Consultant Physician
Department of Cardiovascular Medicine
University Hospital, Queen's Medical Centre,
Nottingham, UK

メディカル・サイエンス・インターナショナル

Kathryn and Caroline へ

Authorized translation of the original English edition,
"Making Sense of the ECG : A hands-on guide"
Third Edition
by Andrew R. Houghton and David Gray

Copyright © 2008 by Andrew R. Houghton and David Gray
All rights reserved.

This translation is published by arrangement with
Edward Arnold (Publishers) Limited,
a member of the Hodder Headline Group

© Third Japanese Edition 2010 by Medical Sciences International,
Ltd., Tokyo

Printed and Bound in Japan

訳者序文

　きらきらした装丁も笑いをさそう挿絵もないし，人を驚かすようなメッセージもありません。なのに，本書はたくさんの読者を得ました。心電図を学ぼうとする方にとって，ちょうどよい中身とサイズだからです。うんざりするほど細かいことは書いてありません。最初から最後まで読み通せること請け合いです。心電図の波形がなにを語っているのかじんわりとわかってきます。心電図を判読して，次にどうするか教えてくれます。現場感覚があるのが魅力です。

　装い新たな ECG ブックをお送りします。楽しんでいただければ嬉しいです。

2010 年 3 月
村川裕二・山下武志

第 3 版への序文

　この本の改訂するにあたり，どこをどう変えようか思案しました。第 2 版が出たのは 2003 年ですが，そのあといろいろ新たな展開があったからです。

　不整脈の分野でかなりの進歩が見られました。National Institute for Health and Clinical Excellence の心房細動に関するガイドラインに加え，Brugada 症候群や QT 延長症候群なども詳しく述べてあります。また，肺静脈隔離のような治療手技についても触れました。

　急性冠症候群の診断や治療も日々変わりつつあります。虚血性心疾患のところもそれなりに加筆しました。

　本全体を眺めて，できる限りすっきりわかりやすいものになるよう心がけました。いくつかの心電図を鮮明でしっくり来るものに変更したことも，大きな改良点です。

　これまでコメントや，心電図を提供して下さった方々に感謝申し上げます。最後なりますが，Hoddar Arnold 社の皆さんのおかげで魅力的な本ができました。感謝。

2008 年
Andrew R. Houghton
David Gray

謝　　辞

『ECGブック』の初版，第2版および第3版の執筆にあたって，有用な助言や建設的な意見をお寄せいただいた多くの方に感謝致します．内容についての貴重な助言をくださったり，心電図の掲載を許可していただいた方々のお名前を挙げさせていただきます．

Mookhter Ajij	Martin Melville
Khin Maung Aye	Cara Mercer
Stephanie Baker	Yuji Murakawa
Michael Bamber	Francis Murgatroyd
Muneer Ahmad Bhat	V B S Naidu
Gabriella Captur	Vicky Nelmes
Andrea Charman	Claire Poole
Matthew Donnelly	George B Pradhān
Ian Ferrer	Jane Robinson
Lawrence Green	Catherine Scott
Mahesh Harishchandra	Penelope R Sensky
Michael Holmes	Neville Smith
Safiy Karim	Gary Spiers
Dave Kendall	Andrew Stein
Daniel Law	Robin Touquet
Diane Lunn	Upul Wijayawardhana
Iain Lyburn	Bernadette Williamson
Sonia Lyburn	

また，我々を導き，励ましていただいたHodder Arnold社のすべての方々に感謝いたします．

目　次

コラムを読む …………………………………………… *viii*
心電図をさがす…………………………………………… *ix*
病態でさがす…………………………………………… *xiv*

1　PQRST：心電図の振れはどうして生じるのか………… *1*
2　心拍数 ……………………………………………… *17*
3　調　律 ……………………………………………… *25*
4　電気軸 ……………………………………………… *69*
5　P　波 ……………………………………………… *87*
6　PR 時間 …………………………………………… *97*
7　Q　波 …………………………………………… *111*
8　QRS ……………………………………………… *119*
9　ST ……………………………………………… *139*
10　T　波 …………………………………………… *163*
11　QT 時間 ………………………………………… *175*
12　U　波 …………………………………………… *185*
13　心電図のアーチファクト ………………………… *189*
14　ペースメーカ …………………………………… *195*
15　Holter 心電図 …………………………………… *203*
16　運動負荷心電図 ………………………………… *207*

もっと学びたい方に…………………………………… *215*
改訂にご協力を………………………………………… *217*
索引……………………………………………………… *219*

コラムを読む

内　容	掲載ページ
"誘導"の命名法	4
なぜ12個も誘導があるのか？	8
直流通電による心房細動の治療	40
治療抵抗性の心房細動	41
Valsalva法	45
WPW症候群における心房細動	46
上室頻拍	67
電気軸の簡単なルール	69
"正常"な電気軸とは？	74
覚えてほしいこと	78
P波とT波の軸	79
P波の起源	87
房室解離	108
心筋梗塞でなぜQ波が生じるか？	115
便利な記憶術	131
大動脈解離	142
右室梗塞の有無を知ることはなぜ大事か？	145
左脚ブロックに見られる"適切な不一致(appropriate discordance)"	153
QT時間をなぜ補正するか？	176
注意(アーチファクト)	189
心拍応答型(ペースメーカ)	199
METとは？	210

心電図をさがす

| 内容と図の番号 | 心電図の掲載ページ |

誤った較正
 13-3 ·· *191*

誤った紙送り速度
 13-4 ·· *192*

1度房室ブロック
 6-7 ··· *102*

Wolff-Parkinson-White(WPW)症候群
 6-4, 6-5 ·· *99, 100*

右脚ブロック
 8-15 ··· *133*

右胸心
 8-5 ··· *126*

右軸偏位
 4-19 ··· *83*

右室梗塞
 9-8 ··· *147*

運動負荷試験(冠動脈疾患)
 16-3 ·· *212, 213*

ST上昇型心筋梗塞
 10-7 ·· *172*

加算平均心電図
 13-5 ·· *193*

下壁梗塞
 1-9, 7-5, 9-6 ··· *7, 115, 146*

完全(3度)房室ブロック
 3-31, 6-11 ·· *63, 107*

QT延長
 11-3 ·· *181*

QT短縮
 11-2 ·· *179*

緊張した患者
 1-1 ··· *2*

頸動脈洞マッサージ
 3-12 ··· *36*

血管攣縮性狭心症
 9-10 ·· *150*

高カリウム血症		
	10-2	165
高カルシウム血症		
	11-2	179
後壁梗塞		
	8-4	125
左脚ブロック		
	8-11	131
左軸偏位		
	4-16	80
左室肥大		
	7-6, 8-2	117, 122
左室瘤		
	9-9	148
三束ブロック		
	4-18	82
3度房室ブロック		
	3-31, 6-11	63, 107
J点		
	16-2	211
ジギタリス効果		
	9-15	158
ジギタリス中毒		
	10-8	173
心筋虚血		
	9-14, 10-6, 16-3	155, 171, 212, 213
心室期外収縮		
	3-26, 3-28, 8-16	55, 59, 134
心室細動		
	3-18	46
心室頻拍		
	3-18, 3-33, 3-34, 3-35	46, 65, 66
心室ペーシング		
	14-1	199
心室補充調律		
	3-23	53
心房期外収縮		
	3-24	53
心房細動		
	3-13, 5-2	38, 89
心房粗動(3:1房室ブロック)		
	3-11	35

心房頻拍
 3-9 …………………………………………………………………………… *33*
心膜液貯留
 8-6，8-7 ………………………………………………………… *127, 128*
心膜炎
 9-11 ………………………………………………………………………… *151*
ストレインを伴う右室肥大
 8-3 ………………………………………………………………………… *123*
ストレインを伴う左室肥大
 9-16 ………………………………………………………………………… *159*
正常 Q 波
 7-3 ………………………………………………………………………… *113*
正常 12 誘導心電図
 8-1，10-1 ………………………………………………………… *119, 163*
正常な T 波陰転
 10-5 ………………………………………………………………………… *170*
接合部補充収縮
 3-6 …………………………………………………………………………… *31*
前壁梗塞
 1-10，7-4，9-5，10-3 …………………………………… *7, 114, 145, 166*
早期再分極（high take-off）
 9-12 ………………………………………………………………………… *152*
僧帽性 P 波
 5-9 …………………………………………………………………………… *95*
促進性心室固有調律
 3-19 ………………………………………………………………………… *49*
側壁梗塞
 9-4 …………………………………………………………………………… *144*
低カリウム血症
 10-4，12-2 ……………………………………………………… *168, 187*
低カルシウム血症
 11-3 ………………………………………………………………………… *181*
低体温
 9-17 ………………………………………………………………………… *160*
デルタ波（WPW 症候群）
 6-4，6-5 …………………………………………………………… *99, 100*
電気的交互脈
 8-7 …………………………………………………………………………… *128*
電極つけ間違い
 13-1 ………………………………………………………………………… *190*
洞徐脈
 3-3 …………………………………………………………………………… *28*

洞性不整脈
　　3-5 ……………………………………………………………………30
洞調律
　　3-1, 3-2, 5-1 ……………………………………………26, 27, 88
洞停止
　　3-6, 5-3 ……………………………………………………31, 90
洞頻脈
　　3-4, 5-5 ……………………………………………………29, 91
洞房ブロック
　　3-7 ……………………………………………………………………32
torsades de pointes
　　3-20 …………………………………………………………………49
二腔順次ペーシング
　　14-2 ………………………………………………………………200
二束ブロック
　　4-17 …………………………………………………………………81
2：1房室ブロック
　　6-10 ………………………………………………………………106
二段脈
　　3-27 …………………………………………………………………55
肺性P波
　　5-8 ……………………………………………………………………94
不完全右脚ブロック
　　8-18 ………………………………………………………………136
不完全左脚ブロック
　　8-17 ………………………………………………………………135
Prinzmetal型（血管攣縮性）狭心症
　　9-10 ………………………………………………………………150
Brugada症候群
　　9-13 ………………………………………………………………154
房室回帰性頻拍（WPW症候群）
　　3-16 …………………………………………………………………43
房室解離
　　3-32 …………………………………………………………………63
房室結節リエントリー性頻拍
　　3-17 …………………………………………………………………44
房室接合部期外収縮
　　3-25 …………………………………………………………………54
房室接合部頻拍
　　5-4, 5-7 ……………………………………………………90, 93
房室接合部補充調律
　　3-22 …………………………………………………………………52

捕捉収縮
　　3-35 ……………………………………………………………………………*66*
MobitzⅠ型房室ブロック
　　6-8 ……………………………………………………………………………*104*
MobitzⅡ型房室ブロック
　　6-9 ……………………………………………………………………………*105*
融合収縮
　　3-34 ……………………………………………………………………………*65*
U波
　　12-1，12-2 …………………………………………………………*185, 187*
Lown-Ganong-Levine症候群
　　6-6 ……………………………………………………………………………*101*

病態でさがす

内容	掲載ページ
異常な心房興奮	92
異所性収縮（期外収縮）	52
1度房室ブロック	102
Wolff-Parkinson-White（WPW）症候群	81
右胸心	124
右室梗塞	143, 147
右室肥大	122
右房拡張	93, 94
ST上昇型急性冠症候群	140
下壁梗塞	82
脚ブロック	129
QT延長症候群	183
高カリウム血症	164
高カルシウム血症	178
甲状腺機能亢進症	187
甲状腺機能低下症	168
後壁梗塞	123
左脚後枝ヘミブロック	84
左脚前枝ヘミブロック	79
左室肥大	116
左室瘤	148
左房拡張	95
3度（完全）房室ブロック	106
ジギタリス中毒	157
ジゴキシン	157
Jervell and Lange-Nielsen症候群	183
手術とペースメーカ	200
徐拍（徐脈）	19
心筋炎	182
心筋虚血	154
心筋梗塞	170
心室細動	50

心室調律	45, 46
心室肥大	120
心室頻拍	45
心房細動	37
心房粗動	34
心房頻拍	33
心膜液貯留	126
心膜炎	150
ストレインを伴う心室肥大	159
前壁梗塞	145
束枝ブロック	135
促進性心室固有調律	48
低カリウム血症	167
低カルシウム血症	180
低体温	160
伝導障害	50
洞徐脈	27
洞性不整脈	30
洞調律	26
洞頻脈	28
洞不全症候群	31
torsades de pointes	48
2：1房室ブロック	105
high take-off（早期再分極）	152
非ST上昇型急性冠症候群	140
頻拍（頻脈）	21
不安定狭心症	140
不完全脚ブロック	135
Prinzmetal型（血管攣縮性）狭心症	149, 150
Brugada症候群	153
房室解離	108
房室接合部調律	51
補充調律	51
MobitzⅠ型房室ブロック	103
MobitzⅡ型房室ブロック	104
Lown-Ganong-Levine症候群	100
Romano-Ward症候群	183

注　意

本書に記載した情報に関しては，正確を期し，一般臨床で広く受け入れられている方法を記載するよう注意を払った。しかしながら，訳者ならびに出版社は，本書の情報を用いた結果生じたいかなる不都合に対しても責任を負うものではない。本書の内容の特定な状況への適用に関しての責任は，医師各自のうちにある。

　訳者ならびに出版社は，本書に記載した薬物の選択，用量については，出版時の最新の推奨，および臨床状況に基づいていることを確認するよう努力を払っている。しかし，医学は日進月歩で進んでおり，政府の規制は変わり，薬物療法や薬物反応に関する情報は常に変化している。読者は，薬物の使用にあたっては個々の薬物の添付文書を参照し，適応，用量，付加された注意・警告に関する変化を常に確認することを怠ってはならない。これは，推奨された薬物が新しいものであったり，汎用されるものではない場合に，特に重要である。

1

PQRST：
心電図の振れは
どうして生じるのか

　心電図（electrocardiogram：ECG）はもっとも広く普及し，とりわけ有用な検査法の1つである。調律の異常を見つけるのに欠かせないだけでなく，心筋梗塞などの診断に大きな力を発揮する。さらに，電解質異常など心臓以外の面でも情報をもたらす。

　各章でいろいろな面から心電図を学んでいくが，まずは以下のいくつかの点にしぼって，そもそも心電図とはいったい何なのかを説明したい。

- 心電図はいったい何を記録しているのか？
- 心電図は心臓をどのように"見て"いるのか？
- それぞれの波形は何を意味しているのか？
- どうやって心電図を記録すればよいのか？

　心電図異常の解釈を学ぶ前に，ちょっと立ち止まって本章から読み進めることをお勧めしたい。

心電図はいったい何を記録しているのか？

　心電計は心臓の電気活動を記録する機械だが，同時に心臓以外の筋肉，たとえば骨格筋の活動も感知してしまう。心臓以外の電気活動はできるだけ取り除いて，心筋興奮だけが得られるように工夫されてはいるが，リラックスした被検者のほうが良質の電位を記録できる（図1-1）。

　心電図の主要な振れ（wave）はP，Q，R，S，T，Uと名前をつけられている（図1-2）。それぞれの振れは，心臓のどこかで脱分極（depolarization：電気的発火のこと，興奮にあたる）あるいは再分極（repolarization：興奮が終わることを意味する）を表している。これらについてはのちほど説明したい。

Ⅱ　　　緊張　　　　　　　リラックス

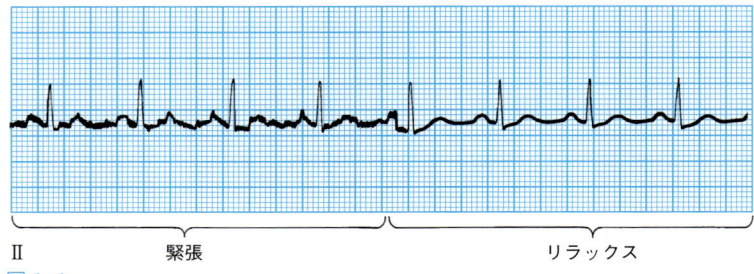

図 1-1
患者をリラックスさせて記録した心電図は判読も容易になる
Key Point：● 患者が緊張していると電気的干渉（基線の揺れ）が生じる。
　　　　　　　● リラックスするときれいに記録される。

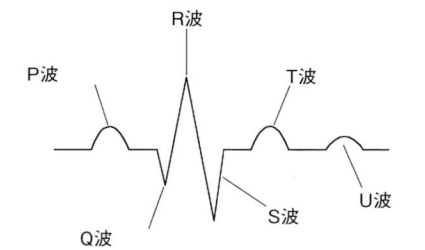

P波　R波　T波　U波　Q波　S波

図 1-2
心電図記録の標準的な名称
Key Point：
● それぞれの波は P，Q，R，S，T，U と呼ばれる。

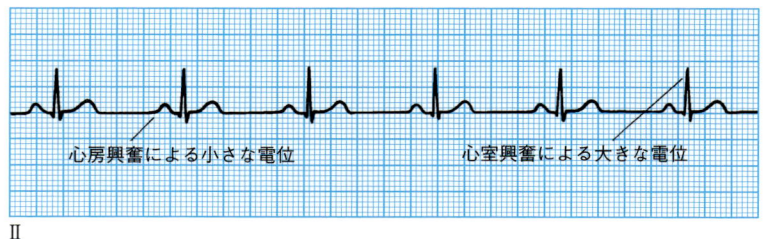

心房興奮による小さな電位　　　心室興奮による大きな電位

Ⅱ

図 1-3
それぞれの波のサイズは心臓に生じる電圧を反映する
Key Point：● P 波は小さい（心房の興奮は小さな電圧を形成する）。
　　　　　　　● QRS は大きい（心室の興奮は大きな電圧を形成する）。

　心電図で検出される電位はごく小さく，ミリボルト（mV）のレベルである。それぞれの波の大きさは電気現象として心臓に生じている電圧とある程度は対応しており，心臓に大きな電圧が出現していれば波高も高くなる傾向がある（図 1-3）。

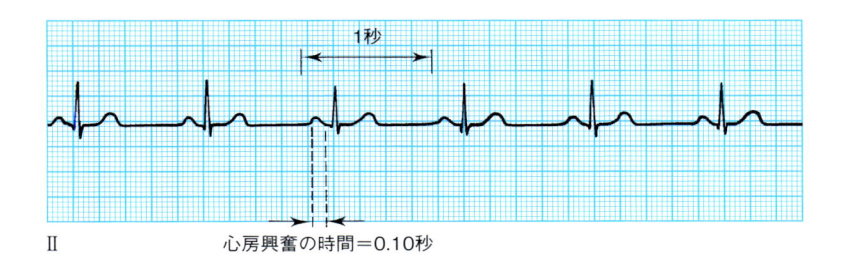

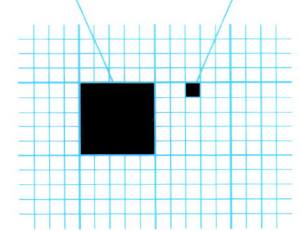

図 1-4
波の幅は電気現象が持続する時間を反映する

Key Point：
- P波の幅は 2.5 mm。
- 心房の興奮した時間は 0.10 秒となる。

心臓の各電気現象にかかる時間も心電図から知ることができる。心電計の紙送り速度は 25 mm/秒と一定なので、たとえば P 波の幅を測定すれば心房の興奮に費やされた時間がわかる（図 1-4）。

心電図は心臓をどのように"見て"いるのか？

心電図がわかるようになるためには、"誘導（lead）"というものを理解しなければならない。この誘導という用語は患者と心電計をつないでいるワイヤのことではない〔混乱を避けるために、ワイヤのことは便宜的に"電極（electrode）"と呼ぶことにする。電極とは皮膚と接触する部分のみをさす用語としても使われる〕。

"誘導"とは心臓の電気現象を探るさまざまな方向からの視線に相当する。心電計は四肢の 4 電極と胸部の 6 電極から得た電気的情報を組み合わせ、12 の異なる視点からのイメージを作成する。それらのイメージを合成して心臓の電気現象を目に見えるかたちにするのが心電図である。この 12 の視線、つまり 12 の誘導があるために通常の体表面心電図は 12 誘導心電図とも呼ばれている。

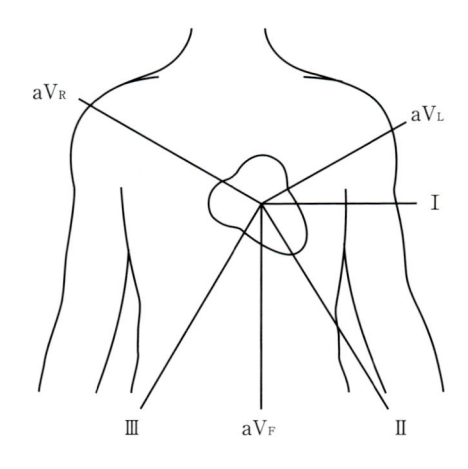

図 1-5
心臓に向かう各誘導固有の視線
Key Point：
- 肢誘導は前額面に沿った視線で心臓を見る。
- それぞれの誘導は異なった角度から心臓を見る。

　12の誘導はそれぞれ名前をもち（Ⅰ，Ⅱ，Ⅲ，aV_R，aV_L，aV_F，V_1，V_2，V_3，V_4，V_5，V_6），決まった順序で提示される。いつも同じ並べ方をすることは，円滑な診断に欠かせない。

◆"誘導"の命名法

　12誘導の分類にはいくつかの方法がある。よく使われる呼び方は，肢誘導（Ⅰ，Ⅱ，Ⅲ，aV_R，aV_L，aV_F）と胸部誘導（V_1，V_2，V_3，V_4，V_5，V_6）である。また，双極誘導（Ⅰ，Ⅱ，Ⅲ）と単極誘導（aV_R，aV_L，aV_F，V_1，V_2，V_3，V_4，V_5，V_6）に分けることもある。

　双極誘導は，2つの電極間の電位差を測定する。たとえば，Ⅰ誘導は左腕の電極と右腕の電極の電位差を測定している。単極誘導は，1つの電極と他の電極から求められる中央点との電位差を測定している。たとえば，aV_R誘導は右腕の電極を陽性の端として用いている。

　では，それぞれの誘導の視線とは何だろう？　四肢の電極から得られた情報を組み合わせて6個の肢誘導（Ⅰ，Ⅱ，Ⅲ，aV_R，aV_L，aV_F）がつくられる。それぞれの肢誘導は上下，左右，あるいはそれに近い方向（つまり前額面）から心臓を見ることになる（図1-5）。たとえばaV_R誘導は患者の右肩から，aV_L誘導は左肩から，そしてaV_F誘導は足元から心臓を見上げている。

　一方，胸部誘導（V_1〜V_6）は前胸部から側胸部にかけて心臓を水平面に沿っ

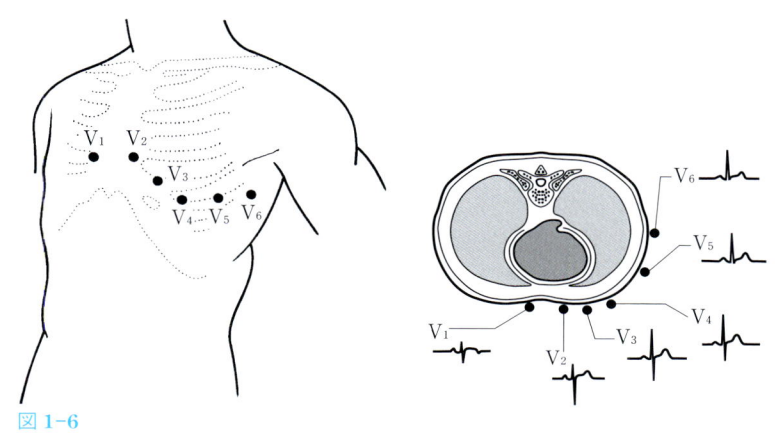

図 1-6
心臓に向かう各誘導固有の視線
Key Point：● 胸部誘導は水平面に沿った視線で心臓を見る。
　　　　　　● それぞれの誘導は異なった角度から心臓を見る。

て見ている（図 1-6）。

　それぞれの視線が異なっているということは，各誘導が重点を置いて観察している領域があるという意味にもなる。たとえば aV_F 誘導は心臓の下面の情報が多く，V_3 誘導なら前面の情報が多い。

　それぞれの誘導がどこに注目しているかを理解できれば，興奮の波がどう動いているかもおのずとわかる。なぜなら，誘導に向かって興奮が進んでくるときには上向き（陽性）の振れが生じ，誘導から離れていくときは逆に下向き（陰性）の振れが生じるので，興奮がどっちに向かっているかが簡単にわかる（図 1-7）。

　個々の電位が心臓のどの部分と対応しているのか詳細は後で述べるとして，とりあえず心房興奮を表す P 波について考えてみよう。心房興奮はだいたいⅡ誘導と同じ方向に進むので，この誘導の P 波は陽性に振れる。一方，Ⅱ誘導とは反対の方向から心臓を見ている aV_R 誘導には陰性の P 波が現れる（図 1-8）。

　各誘導がどっちから心臓を見ているかわかっていれば，興奮の進行方向だけでなく，心臓のどの部分が心筋梗塞になっているのかも診断できる。下壁の梗塞なら，その部分に目を向けている誘導，つまりⅡ，Ⅲ，aV_F に大きな変化が現れる（図 1-9）。一方，前壁に梗塞があればおもに V_1～V_4 誘導に所見が認められる（図 1-10）。

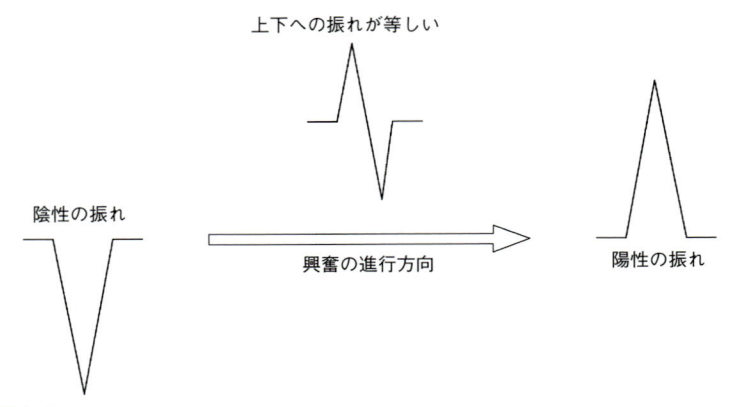

図 1-7
心電図の振れの極性は電流の進む方向に依存する
Key Point：● 興奮が誘導に向かうとき陽性の振れ。
● 興奮が誘導から遠ざかるとき陰性の振れ。
● 興奮が誘導を通り過ぎるとき，陽性の振れから陰性の振れとなる（両極への振れ）。

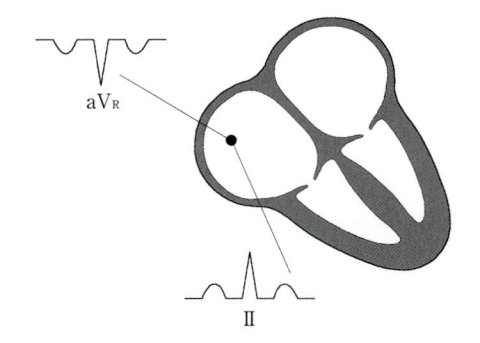

図 1-8
P 波の極性は誘導によって異なる
Key Point：
● Ⅱ誘導の P 波はおおむね陽性。
● aV_R誘導の P 波はおおむね陰性。

それぞれの波形は何を意味しているのか？

　正常の心臓なら，右房上部にある洞結節（洞房結節ともいう：sinoatrial node）から興奮（脱分極）が始まる。洞結節の興奮は外からの刺激がなくても自動的に発生するものであり，毎分 60〜100 回の頻度になる。
　洞結節の興奮そのものは心電図には現れるものではなく（ただし，特殊な心電計を用いると検出できる），洞結節からの興奮が心房に広がることによって生じる波が最初の振れとして表現される（図 1-11）。つまり，ここでようやく

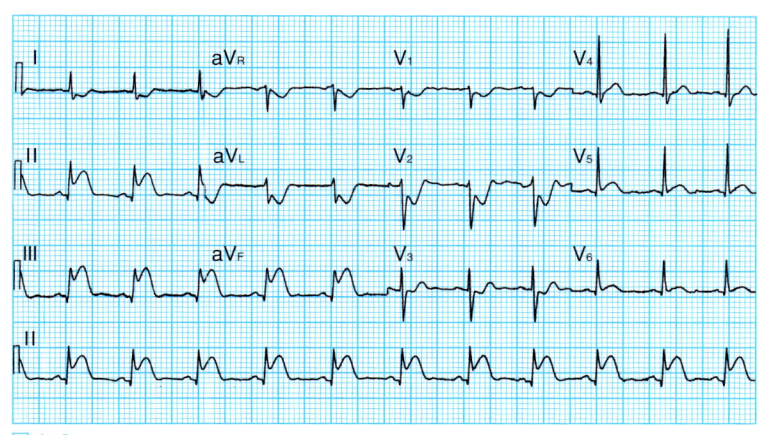

図 1-9
下壁梗塞の変化は下壁誘導に現れる
Key Point：● Ⅱ，Ⅲ，aV_F誘導は心臓の下面を見ている。
　　　　　　● これらの誘導では ST 部分の上昇が見られる（急性下壁梗塞）。
　　　　　　● V_1〜V_3，Ⅰ，aV_L誘導には対側性変化が見られる。

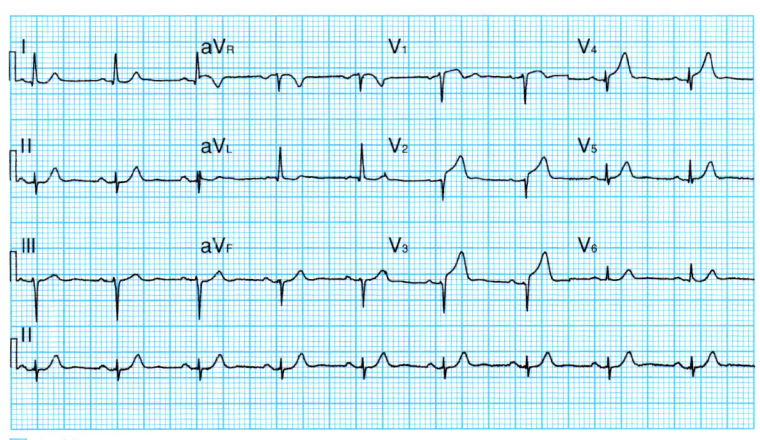

図 1-10
前壁梗塞の変化は前壁誘導に現れる
Key Point：● V_1〜V_4誘導は心臓の前面を見ている。
　　　　　　● これらの誘導での ST 部分の上昇とともに，V_1〜V_3で Q 波が見られる（前壁梗塞の発症 24 時間後）。

P波が形成される。

　心房は心室よりも心筋の量が少なく，心筋の興奮に伴う電気も比較的小さい。心房の興奮はほとんどの誘導にとって向かってくる方向にあるので，P波は陽性（上向き）に振れる。ただし，aV_R誘導のみは例外で，興奮が誘導から遠ざかっていく方向にあり，陰性のP波となる（図1-8）。

　心房を通り抜けた興奮は右房の下に位置する房室結節（AV node）に到達する。心房から心室への連絡は通常は房室結節のみで，それ以外のところは伝導性のない線維輪によって隔絶されている。

　房室結節を興奮が降りていく過程は心電図には明らかな振れとしては現れないが，それにかかる時間は，P波とQ波あるいはP波とR波との間隔に近い。房室結節の伝導性は低いが，心房細動や心房粗動のときのように心房

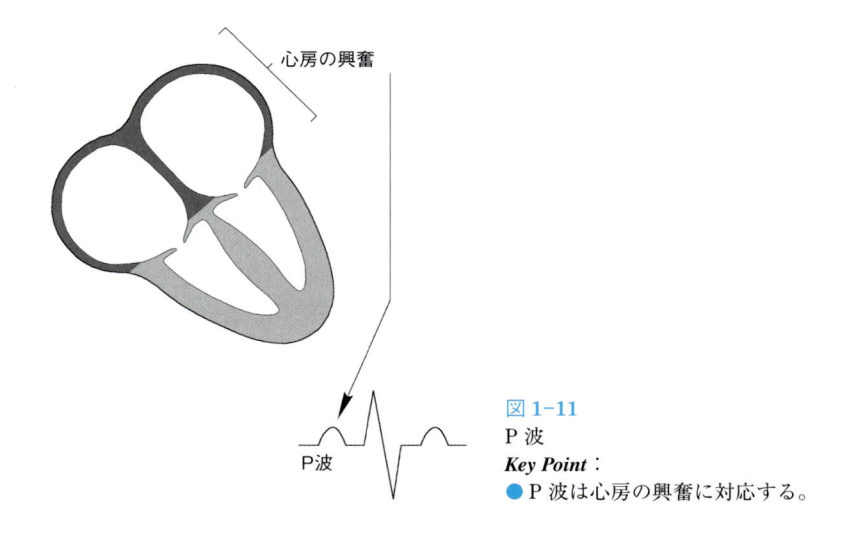

図1-11
P波
Key Point：
● P波は心房の興奮に対応する。

◆なぜ12個も誘導があるのか？

　まず12という視線の数は，手におえないほどの量でもない（あまり多すぎるとかえって判読が煩雑になる）。また，心臓全体の電気現象を把握するのに十分である（あまり少ないと，大事な所見を見落としてしまう危険がある）。研究を目的とした心電図では，より細かく100個以上の誘導を用いることすらある。

のレートが高くなっても，むやみと心室レートが上昇することを回避するのに役立つ．それゆえ，房室結節の伝導性が低いことは，ある意味では一種の安全装置ともなっている．

洞結節からの興奮が心房と房室結節を経て心室に到達するまでの時間はPR時間と呼ばれる．PR時間はP波の開始からQRSの開始までであり[訳注1]，正常値は0.12〜0.20秒である．心電図上は小さな四角3〜5個にあたる（図1-12）．

房室結節を通りすぎた興奮はヒス束（bundle of His）に到達する．ヒス束は心室中隔を通って，左右の伝導脚（bundle branch）に分かれる（図1-13）．

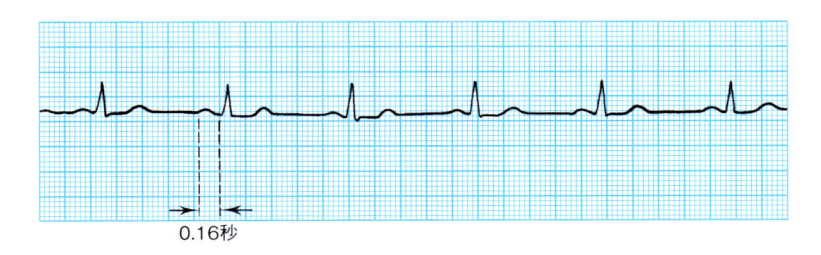

図1-12
PR時間
Key Point：
● PR時間の正常値は0.12〜0.20秒．

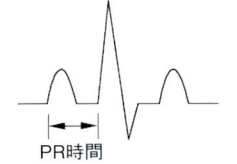

図1-13
右脚と左脚
Key Point：
● ヒス束は心室中隔で右脚と左脚に分岐する．

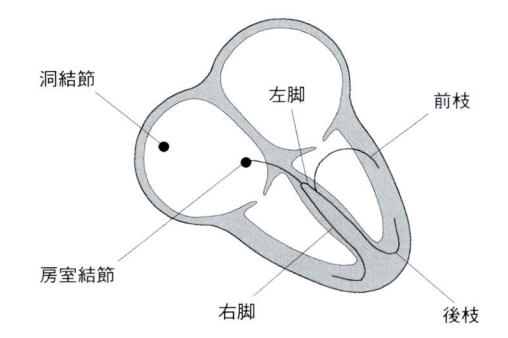

訳注1：原文ではP波からR波の開始までとなっているが，習慣的にはP波の始まりからとQRSの開始点との間隔である．

正常の心室では，最初に心室中隔において左脚から右脚に向かう左→右方向に電気の流れが認められ，QRS（QRS complex）の初期成分を形成する。QRS が上向きの振れで始まるか下向きの振れで始まるかは，その誘導が心室中隔をどちら側から見ているかによって異なる（図 1-14）。

QRS 開始時の振れが下向きのとき，それを Q 波と呼ぶ。Q 波があってもなくても，最初の上向きの振れは一律に R 波と呼ばれ，R 波に続く下向きの振れは S 波という。これらの組み合わせにより，QRS にはいろいろな形が存在する（図 1-15）。

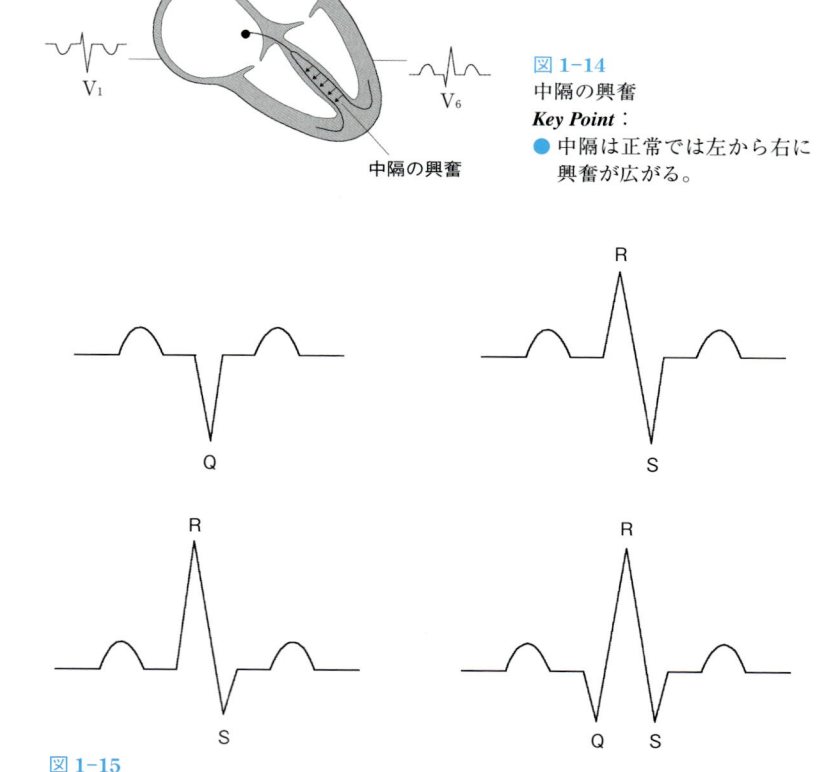

図 1-14
中隔の興奮
Key Point：
● 中隔は正常では左から右に興奮が広がる。

図 1-15
さまざまな形の QRS
Key Point：● 最初が下向きの振れなら Q 波。
● 最初の上向きの振れは R 波。
● R 波の後にある下向きの振れは S 波。

興奮は右脚を通って右室に伝わる。左脚は前枝と後枝に分かれた後に左室に達する(図1-16)。伝導系は枝分かれして最終的にはプルキンエ(Purkinje)線維となるが，興奮はこのプルキンエ線維により心室全体にすみやかに広がっていく。QRSの幅，つまり心室興奮に要する時間は正常では0.12秒以下である(図1-17)。R波とS波のどちらが大きいかによって，"陽性"あるいは"陰性"のQRSに分類できる(図1-18)。誘導ごとに心室を見ている方向は異なるので，QRSの極性も異なる。

　左室は右室よりも心筋の量が多く，QRSはほとんど左室の興奮によって成り立っている。

　右側から心臓を見ている誘導では，向かってくる右室の興奮は電気の量としては小さく，遠ざかっていく左室の興奮による電気量のほうが大きい。そ

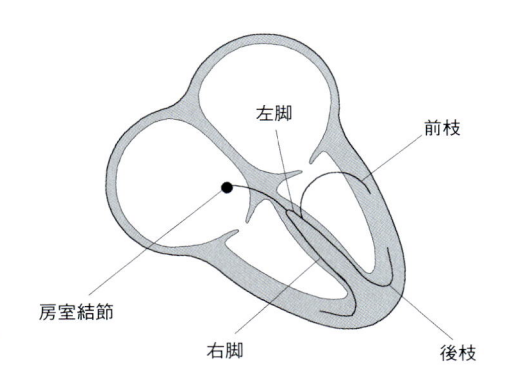

図 1-16
左脚の分枝
Key Point ：
● 左脚は前枝と後枝に分かれる。

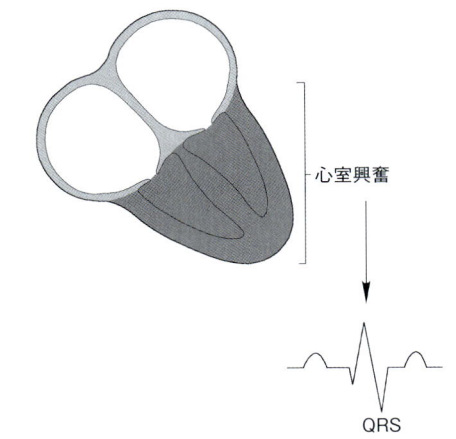

図 1-17
QRS
Key Point ：
● QRSは心室の興奮に対応する。

のため，陰性の S 波が QRS の大半を占める．それに対し，心臓を左側から見る誘導では向かってくる興奮が大きく，遠ざかっていく興奮は小さいので，大きな R 波と小さな S 波が認められる（図 1-19）．こうしたことから，胸部誘導の QRS は徐々に形が変わり，ほとんど陰性成分ばかりの QRS から陽性成分の多い QRS まで認められる（図 1-20）．

 ST 部分（ST segment）は心筋が新たな興奮を受け入れることのできない時期にあたり，S 波の終了から T 波の開始までを指す（図 1-21）．ST 部分は心筋梗塞や心筋虚血の診断に重要である（第 9 章）．

 T 波は心室筋が静止電位まで再分極（再充電）する過程を表す．QT 時間（QT interval）は興奮した心室筋が安定した静止状態に回復するまでの時間にあたる（図 1-22）．

 U 波の成り立ちは明らかでなく，心室中隔の再分極に由来するという意見

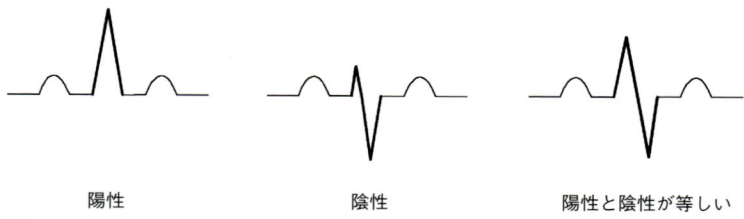

陽性　　　　　　　陰性　　　　　　陽性と陰性が等しい

図 1-18
QRS の極性
Key Point：● R 波が大きければ陽性の QRS．
　　　　　　● S 波が大きければ陰性の QRS．
　　　　　　● R 波と S 波が同じ大きさなら中性（equipolar）の QRS．

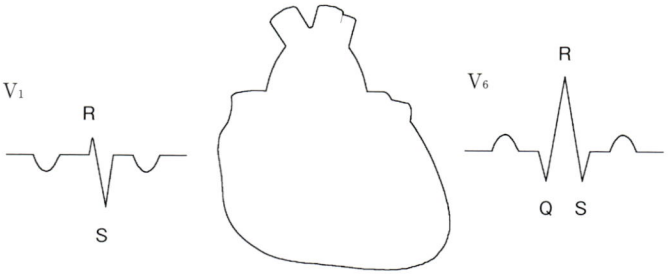

図 1-19
QRS の形は誘導の視線によって異なる
Key Point：● 右側から心臓を見る誘導は陰性の QRS．
　　　　　　● 左側から心臓を見る誘導は陽性の QRS．

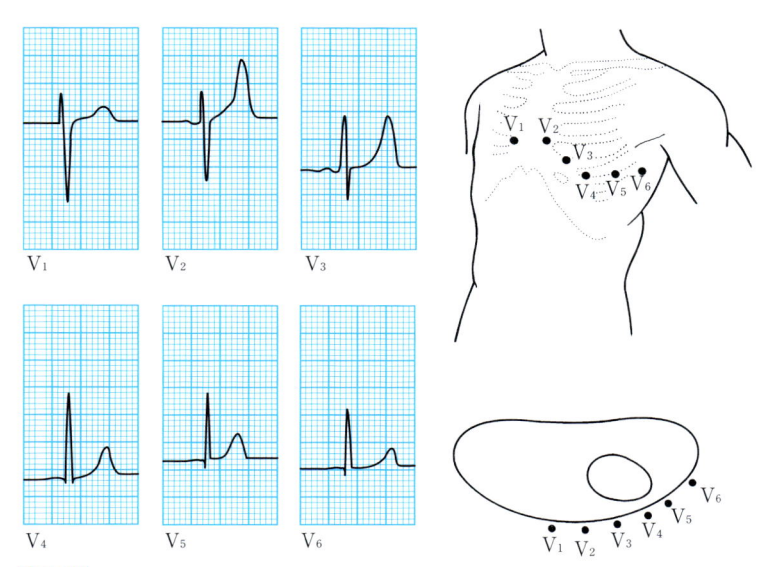

1 PQRST：心電図の振れはどうして生じるのか　13

図 1-20
胸部誘導における QRS の変化
Key Point：● V_1 と V_2 誘導の QRS は通常は陰性。
　　　　　　　● V_5 と V_6 誘導の QRS は通常は陽性。

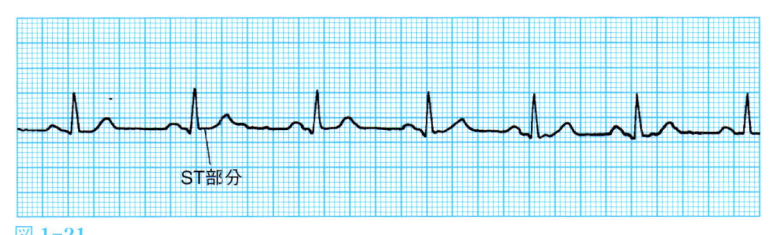

図 1-21
ST 部分

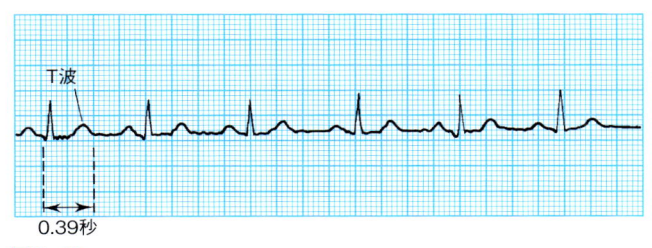

図 1-22
T 波と QT 時間

や，心室が緩徐に再分極するときに出現するという意見などがあるが断定はされていない。U波ははっきり見えないこともあるが，あるとすればV_2〜V_4の前胸部誘導に認めやすい（図1-23）。

　以上述べたそれぞれの波は，心周期を構成する要素としてもっとも重要なものである。まとめは本章の末尾に記す。

どうやって心電図を記録すればよいのか？

　心電図を記録するには，心電計の取り扱いをよく知らなければならない。記録に誤りがあれば判読もおぼつかなく，検査が無意味なだけでなく，不必要な治療にもつながる。不必要な治療はさらに重大な結果をまねくこともあろう。

　鮮明でノイズのない記録のために，まず被検者にくつろいだ仰臥位をとらせ，筋電位による電気的干渉を減らすことを心がける。電極を貼る前にアルコール綿で皮膚をよく拭き，じゃまになる体毛を取り除いて，電極と皮膚を

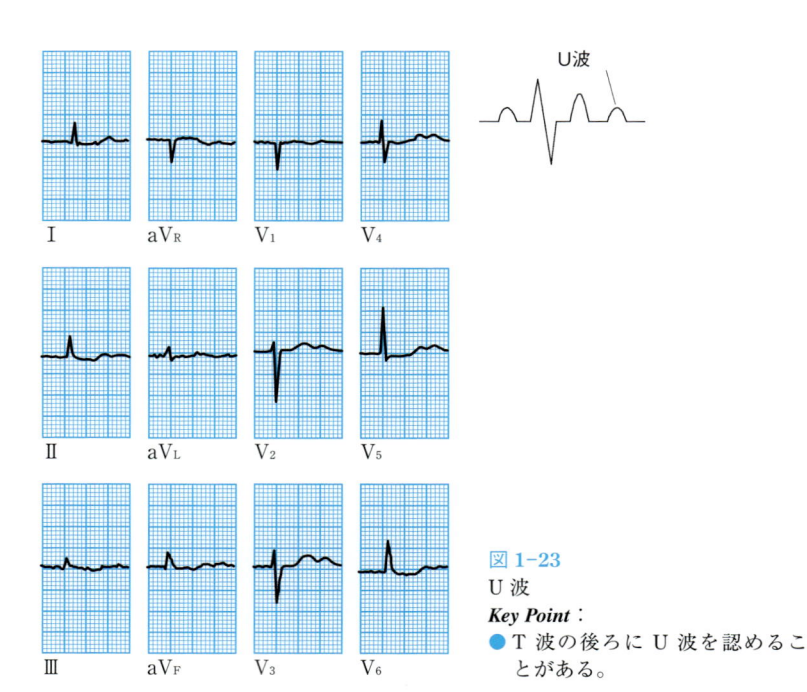

図 1-23
U 波
Key Point：
● T 波の後ろに U 波を認めることがある。

しっかり密着させる。

　肢誘導と胸部誘導を得るための電極を決められた部位に配置する。肢誘導は通常，ラベルや色でどの四肢につなぐかが示されている。現在，ほとんどの心電計は6個の胸部用電極を備えており，それぞれ目印に従って図1-24のような位置に置かれる。旧式の心電計ではときに胸部の電極が1個しかないことがあり，いちいち電極を置きなおして6誘導を記録する。

　心電図の記録にあたっては，常に目盛がきちんと調整されていなければならない。注意すべきことは以下の2点である。
- 正しい紙送り速度（一般には25 mm/秒）。
- 較正（キャリブレーション）のマークが10 mm＝1mVになっていること。きちんと較正されていれば，波高から実際の電位がわかる。

アーチファクトについては第13章で述べる。

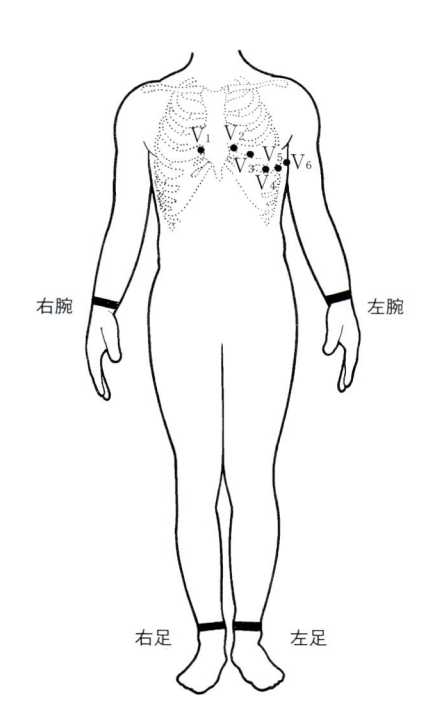

図 1-24
四肢と胸部の電極の位置
Key Point：
- 常に正しい位置に電極を置くように気をつける。

まとめ

心電図の各成分が表しているものをまとめると：

心電図の成分	心臓でのできごと
P波	心房の興奮
PR時間	心房興奮の開始から心室興奮の開始まで
QRS	心室の興奮
ST部分	心室再分極に先行する電気的活動の休止
T波	心室の再分極
QT時間	心室の興奮と再分極に要する時間の和
U波	諸説あり ● 心室中隔の再分極 ● 心室の緩徐な再分極

注意：洞結節と房室結節の興奮は重要な電気現象ではあるが，それ自体は通常の心電図では検出できない。

2

心拍数

　不整脈は心拍数の変化を伴うことが多いので，心拍数がわかればどういう調律なのかある程度は推測できる．調律については第3章に詳述するが，ここではまず心拍数の計測と，心拍数に影響する異常について簡単に述べる．

　心拍数とは，心室のレートのことである．心室レートは通常は脈拍と同じになる．心室の興奮によってQRSがつくられるので，心拍数を測るにはQRSのレートを知ればよい．

　心拍数を測定することは簡単で，いろいろな方法がある．心電図のパラメータを測定するときは，まず25 mm/秒の標準的な紙送り速度になっていることをチェックしたい．ここで考えてほしいのは，1分間に記録される心電図は大きな四角300個分にもなることである．もし規則的な調律なら，隣り合うQRSの間に大きな四角がいくつあるかを数え，300をその個数で割れば心拍数が求められる．たとえば図2-1では，QRSの間に大きな四角が5個あるので，

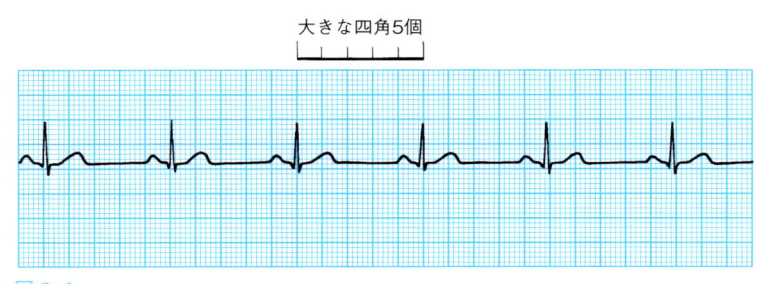

図 2-1
調律が規則的なときの心拍数の計測
Key Point：● 大きな四角5個ごとに1つのQRS．
　　　　　　● 大きな四角300個で1分．

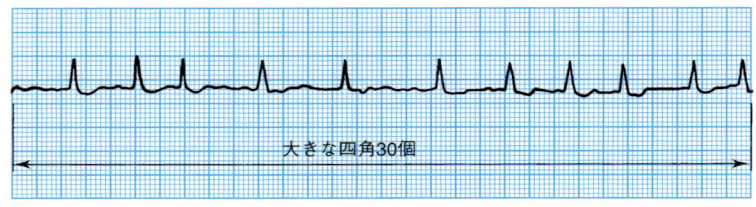

図 2-2
調律が不規則なときの心拍数の計測
Key Point：● 大きな四角 30 個の中に QRS が 11 個。
● 大きな四角 30 個で 6 秒。

心拍数＝300/5＝60/分　となる。

調律が不規則なら，2 つの QRS の間にある大きな四角の個数も変動するので，このやり方は使えない。かわりに，大きな四角 30 個のなかに認める QRS を数える（図 2-2）。この数が 6 秒間に出現する QRS の個数となる。毎分何拍かを求めるには，これを 10 倍すればよい。

30 個の大きな四角の並びに数えられる。QRS＝11

6 秒間の QRS＝11

そこで，1 分間の心拍数＝11×10＝110

心電図のパラメータを測定するための定規もあるが，マニュアル通りに使うことが望まれる。また心拍数をプリントしてくれる心電計もあるが，機械に誤りはつきものであり，その数値を鵜呑みにしてはならない。

どのような心拍数の測定法も，心室レートつまり QRS のみならず，心房レートすなわち P 波のレートにもあてはめられる。本来なら P 波の後には必ず QRS が続くので，心房と心室のレートは等しいが，心房興奮が心室に伝わらなければ，両方のレートに差が見られる（図 2-3）。どういうときに房室間でレートが異なるかは他の章で述べる。

心拍数を求めたら，それが正常かどうかを判断する。原則として，60〜100/分の規則的な調律を正常とする。60/分未満は**徐拍**（**徐脈**）（bradycardia）と呼ばれ，100/分を超えるときは**頻拍**（**頻脈**）（tachycardia）と呼ぶ。つまり，心拍数については上下の境界がある。

● 心拍数は 60/分未満か？
● 心拍数は 100/分を超えるか？

もし，どちらかにあてはまるようなら，以下の該当する箇所を読んで，どう対処すべきかを理解する。もし，どちらにもあてはまらず正常な心拍数な

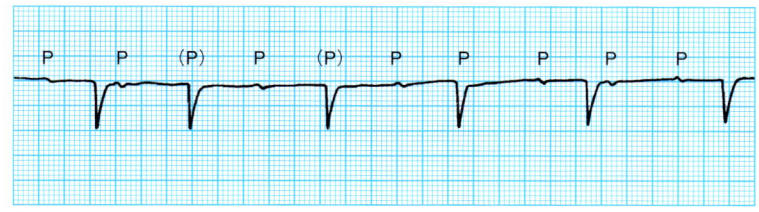

図 2–3
P 波のレートが QRS のレートと異なる
Key Point：● P 波（心房）のレートは 105/分。
　　　　　　● QRS（心室）のレートは 60/分。

ら，第 3 章を参考にして調律が何であるかを学ぶ。

心拍数は 60/分未満か？

心拍数 60/分未満を徐拍と呼ぶことは恣意的に決めたことであり，50/分未満をもって徐拍としてもよい。徐拍に遭遇したら，いかなる調律と伝導の異常が生じているかを判定する。詳しくは第 3 章で述べる。

徐拍の鑑別診断を列挙すると：
- 洞徐脈
- 洞不全症候群
- 2 度あるいは 3 度房室ブロック
- "補充"調律
  - 房室接合部補充調律
  - 心室補充調律
- 心静止

洞徐脈（p.27 参照）は就寝中や運動選手にはごく自然な所見である。生理的な現象として説明できないなら，なんらかの背景がある。鑑別診断と対処については第 3 章に述べる。

洞不全症候群（p.31 参照）では洞停止や洞房ブロックによる洞徐脈が見られる。発作性の頻拍を合併していれば徐脈頻脈症候群と呼ばれる。

2 度房室ブロック（p.103 参照）では心房興奮の一部が心室に伝導できなくなり，徐拍を生じる。3 度房室ブロックとなれば心房興奮は 1 つも心室に到達できない。このときは心室からの"補充"調律が欠かせない（詳しくは後述）。重要なことは，いかなる心房の調律であっても房室ブロックが合併しうると

いうことである。

　補充調律(p.51 参照)は自動能に問題が生じたり，ブロックが起きたときにも心臓が完全に止まらないようにするためのバックアップとなる。著しい洞徐脈でも補充調律が現れうる。房室接合部の補充調律と心室の補充調律の鑑別は第 3 章で述べる。

　心静止とは心室の興奮がない状態であり，心拍数は 0/分となる。心静止は緊急事態であり，救命にはすみやかな診断と治療が必要である。

　もともとは徐拍と無関係の不整脈であっても，薬剤により結果的に徐拍になっている可能性もある。たとえば，心房細動(無治療なら頻拍になりがち)のとき抗不整脈薬による徐拍に遭遇することがある。心拍数を低下させる傾向にある(**陰性変時作用** negatively chronotropic)薬剤を表 2-1 にまとめた。患者が最近どんな薬剤を服用したかを詳しく聞き取ることが必要である。

表 2-1　陰性変時作用のある薬剤
- β 遮断薬(点眼薬も含む)
- 一部のカルシウム拮抗薬(ベラパミル，ジルチアゼムなど)
- ジゴキシン
- アデノシン
- 一部の抗不整脈薬

薬剤を処方する前に

心電図異常のある患者では服用している薬剤をよく把握すること。

　徐拍の患者に出会ったら，まず状況が切迫したものかどうかを判断する。症状(めまい，失神，転倒，倦怠，息切れ，胸痛，動悸)を聞き，とくに血行動態の悪化(低血圧，心不全，末梢循環不全)に注意しながら精査を行う。病歴，身体所見，その他の諸検査(血清電解質，甲状腺ホルモンなど)を吟味して背景の病態を補正する。徐拍が高度で症状があれば，より早急に対処する：
- アトロピン 300〜600 μg をゆっくり静注する(24 時間で 3 mg を超えないように)。

　アトロピンはあくまで一時しのぎであり，必要なら早急にペーシングの準備を行うべきである(第 14 章参照)。

　慢性の徐拍は恒久型ペースメーカの適応となることがある。とくに徐拍に

よる症状や血行動態に支障があれば，専門医に紹介することが望ましい．

助言を求めよう

徐拍はペーシングを必要とすることがあり，とくに症状を伴うときは適応の可能性が高い．すぐに専門医に紹介しよう．

心拍数が 100/分を超えているか？

心拍数が 100/分を超えるとき，**頻拍**と呼ぶ．頻拍に出会ったら，まず調律が何かを確定する．個々の頻拍の診断と治療については第 3 章に詳しく述べる．

頻拍の診断はまず，QRS の幅に注目する：
- 幅の広い QRS（小さな四角の 3 個分を超えるもの：異常 QRS ともいう）
- 正常の QRS（小さな四角の 3 個以下）

正常 QRS の頻拍（narrow-QRS tachycardia）は心室よりも上位から発生している（上室起源）．考えられる診断は：
- 洞頻脈
- 心房頻拍
- 心房粗動
- 心房細動
- 発作性上室頻拍（房室回帰性頻拍や房室結節リエントリー性頻拍）

詳しくは第 3 章を参照．

上室性（いいかえると洞結節，心房，あるいは接合部）の興奮であっても，もともとあった脚ブロックや"変行伝導（aberrant conduction）"などにより心室内の伝導が変化すれば QRS 幅は拡大する．上述の上室性の頻拍も変行伝導を伴えば，**異常 QRS の頻拍**（wide-QRS tachycardia）となる．

異常 QRS の頻拍を見たら，心室の不整脈かもしれない．それらは以下のようなものである：
- 心室頻拍
- 促進性心室固有調律
- torsades de pointes

変行伝導を含めこれらについても第3章に述べるが，心室頻拍と上室頻拍の鑑別法については64ページにまとめた。

心室細動をどこに分類すればよいかは，むずかしいところである。心室細動は混沌とした心室興奮を反映して乱れた波形になるが，心室細動以外であっても似たような波形はありうる。心室細動は緊急事態であり，すぐに気づかないと致死的である。

頻拍の治療はそれぞれの調律次第だが，各論は第3章で述べる。徐拍のときと同じく，なによりも状況が切迫しているかどうかを見極めることが重要になる。

病歴に不整脈の病態を知る手がかりが隠されている。聴取すべきポイントは以下のようなものである：

- 動悸があるなら，その開始と停止の様子はどうか（突然あるいは徐々に？）
- どういう状況で起きやすいか（運転中か，ベッドで静かに休んでいるときか？）
- どのくらい持続するか
- 動悸といっしょに現れる症状があるか（めまい，失神，転倒，倦怠，息切れ，胸痛）

また動悸の調子を言葉で表現してもらうのもよい。これは，レートの緩急や調律の整・不整を知るヒントになる。

考えられる関連疾患（例：甲状腺機能亢進症）によって生じる症状がないかをたずねたり，服用中の薬剤も検討したい。心拍数を上昇させる（陽性変時作用 positively chronotropic）薬剤が投与されていないかを確かめる。カフェインの摂取（コーヒー，紅茶，コーラ類）も念頭に置く。

徹底した身体所見の評価は血行動態悪化の徴候（低血圧，心不全，末梢循環不全）や合併症状（甲状腺腫脹など）の検知に欠かせない。

正しい判断は現病歴，身体所見，さらに電解質や甲状腺機能検査などの総合的評価を要する。24時間 Holter 心電図も有用である（第15章参照）。

切迫した状況では，できるだけすみやかな診断と正常調律の回復が望まれる。緊急の対処が必要そうにみえるものの，頻拍が何なのか見当がつかないことがある。しかし，正確な診断はつかなくても，ほとんどの頻拍は直流通電によって対処できる。状況が許せば，躊躇することなく専門医に緊急の助言を求める。

対処を急げ

血行動態を悪化させている頻拍の診断と治療は大急ぎで。

まとめ

心拍数について考える手順は：

1. 心拍数は 60/分（あるいは 50/分）未満か？

Yes なら：
- 洞徐脈
- 洞不全症候群
- 2度および3度房室ブロック
- 補充調律
  - 房室接合部補充調律
  - 心室補充調律
- 心静止
- 薬剤による徐脈

2. 心拍数は 100/分を超えるか？

Yes なら：
- 正常 QRS の頻拍（narrow-QRS tachycardia）
  - 洞頻脈
  - 心房頻拍
  - 心房粗動
  - 心房細動
  - 発作性上室頻拍
- 異常 QRS の頻拍（wide-QRS tachycardia）
  - 本来は正常 QRS の頻拍だが，変行伝導を伴うもの
  - 心室頻拍
  - 促進性心室固有調律
  - torsades de pointes

3 調　律

調律（rhythm）を正確に診断するには，どれか1つの誘導でも長めの記録が欲しい。通常はII誘導を用いる（図3-1）。心電計のほとんどは，とくに指示しなくても短い12誘導のほかに連続記録が加えられている。もし，手持ちの心電計にこうした配慮がなされていなければ，長めの記録を忘れないようにする。連続記録なしには調律異常の本態を誤って判断しかねない。

しかし，連続記録があっても判断に迷うことはあり，これは熟練した専門医にも言える。そこで，本章の冒頭に次のような忠告を掲げる。

助言を求めよう

心電図を見て自信がないときは，迷わず専門医の助言を求めよう。

とりわけ，血行動態が不安定な不整脈の治療を行うときは，専門医の助言が欠かせない。

不整脈の診断はさまざまな要素を解き明かす作業であり，診断にいたる手順も以下のように多彩となる：

- 整/不整
- 徐拍/頻拍
- 正常QRS/異常QRS
- 上室性/心室性

主な調律を表3-1に列挙する。本章の前半ではそれぞれの調律について典型的な心電図とともに，その概要を述べる。後半の"調律の同定"の項では，正しい診断のつけかたについてまとめてある。

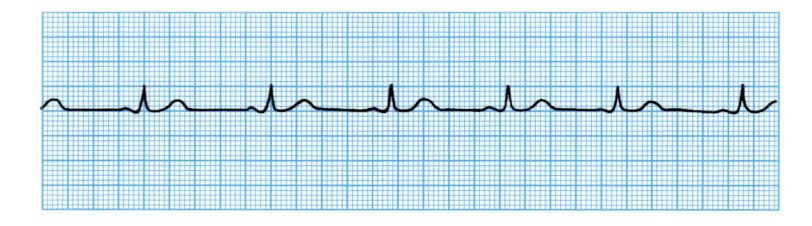

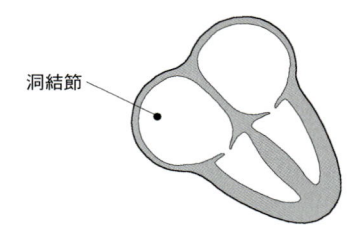

図 3-1
長めの心電図記録
Key Point：
- 長めの心電図記録はⅡ誘導を用いることが多い。
- この記録から洞調律とわかる。

表 3-1 心臓の調律
- 洞結節調律
  - 洞調律
  - 洞徐脈
  - 洞頻脈
  - 洞性不整脈
  - 洞不全症候群
- 心房調律
  - 心房頻拍
  - 心房粗動
  - 心房細動
- 房室接合部調律
- 房室回帰性頻拍
- 心室不整脈
  - 心室頻拍
  - 促進性心室固有調律
  - torsades de pointes
  - 心室細動
- 伝導障害
- 補充調律
- 期外収縮

主な調律

■洞調律

洞調律（sinus rhythm）は基本となる正常な調律であり，洞結節が生理的な

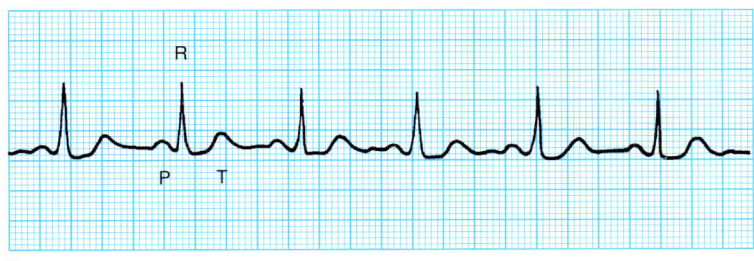

図 3-2
洞調律
Key Point：
- 心拍数は 80/分。
- P 波は上向き（Ⅱ誘導）。
- すべての P 波の後ろに QRS がある。

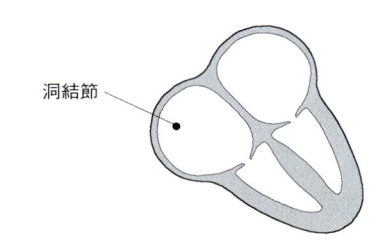

洞結節

ペースメーカとなって，60〜100/分の発火を繰り返している（図 3-2）。

洞調律の性状は：

- 心拍数が 60〜100/分の範囲にある。
- P 波はⅡ誘導で上向き，aV$_R$で下向きとなる。
- 原則として，すべての P 波の後ろに QRS を伴う。

洞調律と診断したら，次は電気軸を決める（第 4 章）。洞調律でないときは，正しい調律診断にたどりつくまで，引き続き本章を読み進める。

■洞徐脈

洞徐脈（sinus bradycardia）とは心拍数が 60/分未満の洞調律のことである（図 3-3）。50/分未満という定義もある。

洞徐脈の特徴は：

- 心拍数が 60/分未満。
- Ⅱ誘導の上向きの P 波，aV$_R$誘導に下向きの P 波。
- 原則として，すべての P 波の後ろに QRS を伴う。

洞徐脈は 40/分を下回ることは少ない。もし，40/分よりもゆっくりしたレートなら，房室ブロック（p.103 参照）など他の不整脈も考慮すべきである。洞徐脈は必ずしも病的ではなく，運動選手や健常者の睡眠中にも認められる。しかし，洞徐脈に出会ったら，以下のような病態に注意する：

図 3-3
洞徐脈
Key Point：
- 心拍数は 43/分。
- P 波は上向き（II 誘導）。
- すべての P 波の後ろに QRS がある。

- 薬剤（ジゴキシン，β遮断薬など。点眼薬も含む）
- 狭心症や心筋梗塞
- 甲状腺機能低下症
- 低体温
- 電解質異常
- 閉塞性黄疸
- 尿毒症
- 脳圧亢進
- 洞不全症候群

はなはだしい洞徐脈であれば，補充収縮や補充調律が現れることが多い。徐拍の治療については，第 2 章に述べた。

■洞頻脈

100/分を上回ると洞調律を洞頻脈（sinus tachycardia）という（図 3-4）。

洞頻脈の性質は：

- 心拍数が 100/分を超える。
- II 誘導の P 波は上向き，aV_R の P 波は下向きとなる。
- 原則として，すべての P 波の後ろに QRS を伴う。

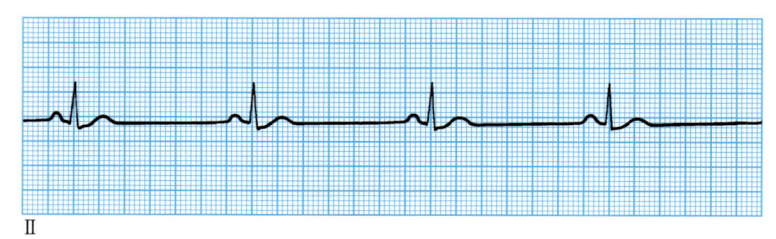

180/分を超える洞頻脈は，すぐれた運動選手や小児以外では稀である。あまり心拍数が高くなると，T 波と P 波を区別しにくく，発作性上室頻拍と間違えやすい。

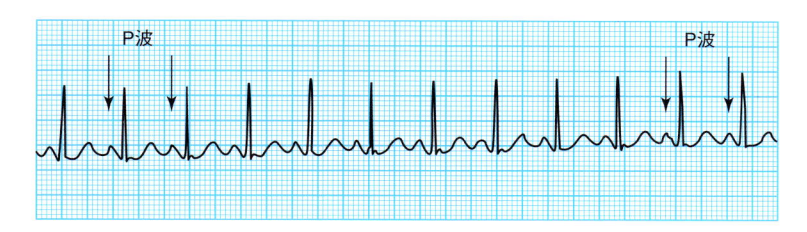

図 3-4
洞頻脈
Key Point：
- 心拍数は 138/分。
- P 波は上向き（Ⅱ誘導）。
- すべての P 波の後ろに QRS がある。

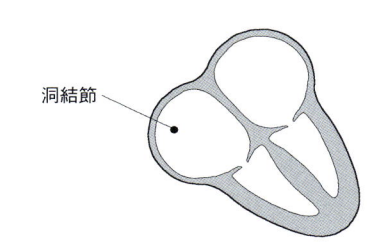

不安，痛み，恐怖，発熱，運動など交感神経活動が亢進する状況では洞頻脈を生じる。他の原因としては：
- エピネフリン，アトロピン，サルブタモール（吸入やネブライザーでも同様であることに注意）などの薬剤，カフェインとアルコール
- 狭心症や急性心筋梗塞
- 心不全
- 肺塞栓症
- 体液量の減少
- 貧血
- 甲状腺機能亢進症

洞頻脈への対処は原因により異なる。もし，ある病態に適応するために必要なものなら（体液量減少時の血圧の低下や貧血が背景にあるものなど），β 遮断薬で洞頻脈を抑えることは，かなりリスクがある。むしろ，背景の解消を優先すべきである。一方，不安や甲状腺機能亢進による洞頻脈ならば代償機転ではないので，β 遮断薬による治療は有効であろう。

> **警告**
> 原因がわからない洞頻脈を，むやみと β 遮断薬で治療してはならない。

洞頻脈が遷延する場合には，診断自身が間違っているのではないかと疑うべきである。心房細動や心房粗動は，一見すると洞頻脈と紛らわしいことがある。ただ，安静時心拍数が 100/分を超えるとき，"inappropriate" sinus tachycardia（不適切頻脈という訳語もあるが，英語のまま用いられることが多い）とよばれ，ひとつの不整脈とみなされている。しかし病態はよくわかっていない。洞結節の自動能亢進または自律神経機能の異常によって生じている可能性がある。この頻脈は心拍数を抑制する薬剤（β遮断薬など）で治療できるが，重症例では洞結節に対し電気生理学的な修飾あるいは，カテーテルアブレーションを行う。

■洞性不整脈

洞性不整脈（sinus arrhythmia）とは，呼吸活動に応じて心拍数が変動することである（図 3-5）。

洞性不整脈の特徴は：
- 原則として，すべての P 波の後ろに QRS を伴う。
- 心拍数の変動が呼吸と対応している。

心臓への還流血液量の増加に対する反射として，吸気時に心拍数が増加する。洞性不整脈は 40 歳を過ぎると，だんだん目立たなくなる。洞性不整脈自体は無害で，精査も加療も不要。

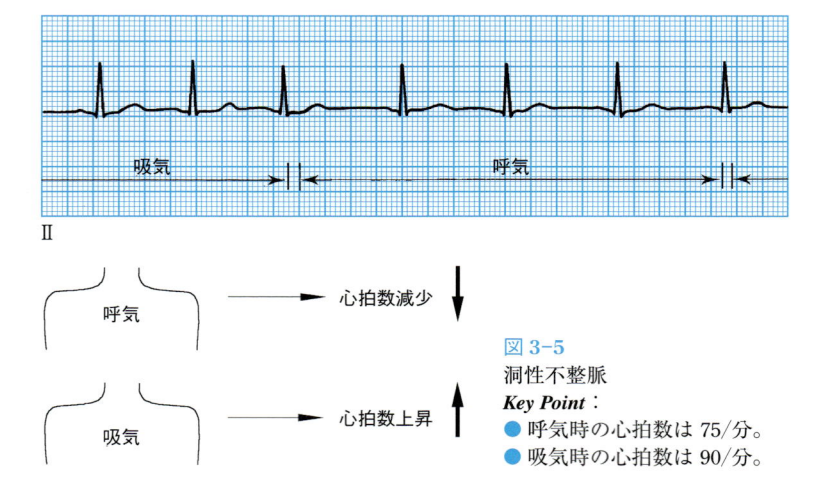

図 3-5
洞性不整脈
Key Point：
- 呼気時の心拍数は 75/分。
- 吸気時の心拍数は 90/分。

■洞不全症候群

その名のとおり，洞不全症候群(sick sinus syndrome)とは洞結節機能の低下による興奮生成の異常と伝導の異常をまとめたものである。洞不全症候群があれば下記のような所見のいずれか，あるいはすべてを認める：

- 洞徐脈(高度なもので，自律神経活動によって説明できないレベルのもの)
- 洞停止
- 洞房ブロック

洞徐脈についてはすでに述べた(p.27 参照)。洞結節は本来，信頼性の高いペースメーカである。しかし，洞停止という状態では適切な発火が行われなくなり，P波が現れるべき時期にP波が見られない。再び洞結節が興奮してP波が出現するまでの時間はまちまちである。また，接合部補充調律は房室結節における"セーフティネット"としての補助的なペースメーカにより生じる(図 3-6)。

洞房ブロックでは，洞結節は興奮しているのだが，その興奮が心房まで到達することができない。予想されるタイミングでもP波が現れず，次のP波はきちんと予定通りの規則性を維持している(図 3-7)。

洞徐脈が顕著なときや，洞停止や洞房ブロックが長く持続すれば補充収縮や補充調律の出現が期待される。洞不全症候群に合併する現象を列挙すると：

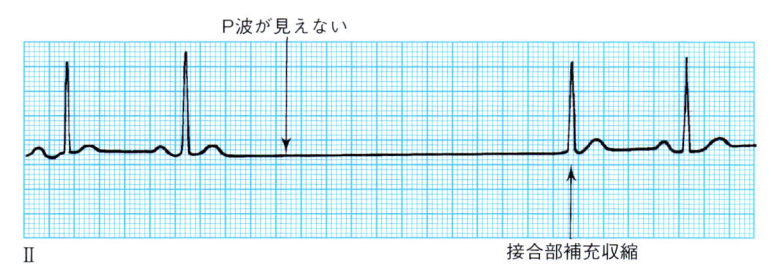

図 3-6
洞停止
Key Point：
- P波が見えない。
- 予想されたタイミングで次のP波が出現していない。

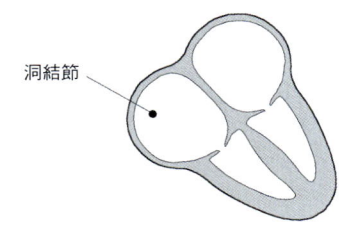

予想されたタイミングのP波
P波が見えない

Ⅱ

洞結節
伝導のブロック

図 3-7
洞房ブロック
Key Point：
● P 波が見えない。
● 予想されたタイミングで次の P 波が出現している。

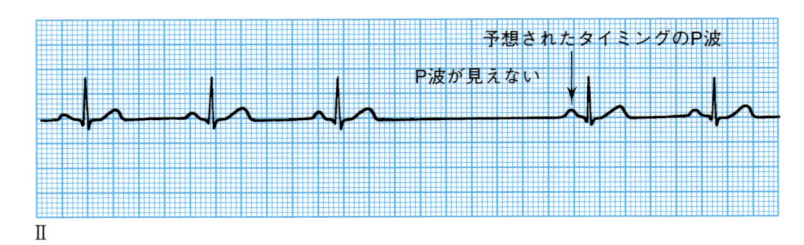

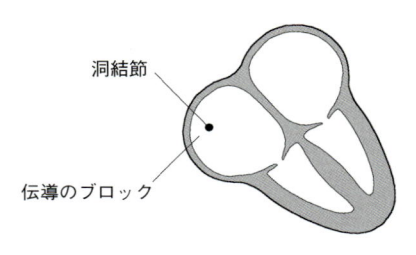

● いろいろな発作性頻拍
  ● 心房細動(p.37 参照)
  ● 心房粗動(p.34 参照)
  ● 心房頻拍(下記参照)
● 房室結節の伝導障害(p.50 参照)

洞不全症候群に発作性頻拍を伴えば，**徐脈頻脈症候群**(bradycardia‐tachycardia あるいは brady‐tachy syndrome)と呼ばれる。徐脈はしばしば頻拍の後に生じる。心房細動になれば普通は高い心室レートを認めるのだが，もし心室レートがあまり上昇しなければ房室伝導の低下が疑われる。

洞不全症候群とその1つの型である徐脈頻脈症候群では，めまい，たちくらみ，動悸の症状を認めやすい。洞不全症候群は洞結節や伝導系の線維化によるものが多いが，それ以外に考えられる原因を挙げると：
● 虚血性心疾患
● 薬剤(ジゴキシン，キニジン，β 遮断薬など)
● 心筋症
● アミロイドーシス
● 心筋炎

洞不全症候群の診断には Holter 心電図と呼ばれる携帯型 24 時間心電図記録装置が役に立つ(第 15 章参照)。

症状が乏しければ，たとえ洞不全症候群と診断されても治療は不要である。

図 3-8
異所性の心房興奮
Key Point：
● 異所性興奮は洞結節からの興奮とは異なる心房内伝播を示す。

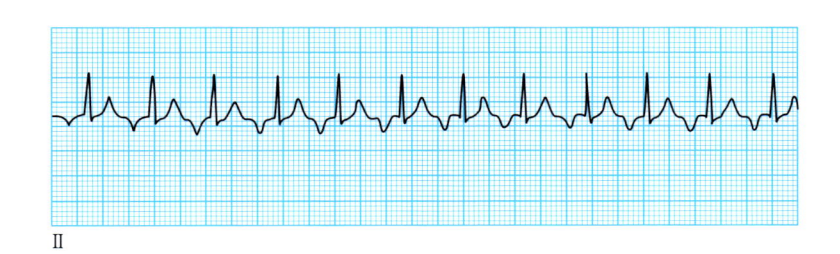

図 3-9
心房頻拍
Key Point：
● 心拍数は 125/分。
● P 波の形が異常。

症状があれば，恒久型ペースメーカの植込みが考慮される（第 14 章参照）。ことに発作性頻拍に薬物治療を行うなら，ペースメーカの必要性が高くなる。これは，薬物治療により徐拍が増悪することがあるからである。またペースメーカの植込みによって発作性頻拍が軽快することがあり，徐拍も少なくなる可能性がある。ペースメーカの植込みについては専門医に問い合わせたい。

■心房頻拍

心房頻拍（atrial tachycardia）は洞結節以外の心房のどこかに異所性の興奮起源が存在する点で洞頻脈とは異なる（図 3-8）。複数の興奮起源があれば（多源性心房頻拍）は，さまざまな形の P 波を認める。

　心房頻拍の心電図の特徴は（図 3-9）：

● 心拍数が 100/分を超える。
● P 波の形が洞調律とは異なる。

心房の(つまり P 波の)レートはほぼ 120〜250/分の範囲にある。200/分を超えると，1：1 で房室伝導することは難しく，生理的な房室ブロック(AV block)が生じる。これよりも低いレートの心房頻拍でも房室ブロックが合併することがあるが，ジギタリス中毒のときの心房頻拍に特徴的である。ジギタリス中毒以外に心房頻拍と関連するものは：

- 虚血性心疾患
- リウマチ性心臓病
- 心筋症
- 洞不全症候群(p.31 参照)

ジギタリス中毒の治療については第 9 章のジギタリスの項(p.157)を参照。ジギタリスによる心房頻拍でなければ，むしろジギタリスをベラパミルや β 遮断薬と同じように心室レートのコントロールのために投与してもよい。

! **警告**

すでに β 遮断薬が投与されているとき，ベラパミルの追加は慎重に(この逆も同様)。重篤な徐拍になりやすい。

■心房粗動

心房粗動は右房側のリエントリーによって生じるものが多い。周期はだいたい 0.2 秒で，右房からの興奮が左房に伝わる(ほとんどの場合反時計周り)。心電図には特徴的な粗動波を認めるが，その振れは 1 秒に 5 回，つまり 300/分である(図 3-10)。

心房粗動が心房頻拍と異なるのは，心房のレートが 250〜350/分と高めである点である。このような高い心房レートには房室結節がついていけないの

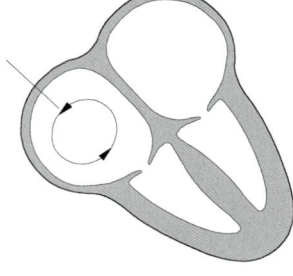

図 3-10
心房粗動の回路
Key Point：
- 心房粗動は右房を旋回する回路をもつ。

右房内にある
心房粗動の回路

で，房室ブロックを生じる。通常は2：1房室伝導となり，心房興奮の半分のみが心室に到達してQRSを作る。3：1，4：1の伝導比も見られる（図3-11）。

つまり，心室レートは心房レートよりも低くなり，150，100，あるいは75/分あたりになる。もし，心室レートが150/分の規則的な調律を見たら，なにはともあれ心室伝導比2：1の心房粗動を思い浮かべるべきである。

心房粗動の心電図は基線が"鋸歯状"であることが特徴となる。頸動脈洞マッサージを行えば，この特徴がいっそう明らかとなる。頸動脈洞マッサージでは心房粗動は停止せず，房室伝導比のみが低下する。判読の邪魔になるQRSの数が減少すれば，基線の動きがよく観察できる（図3-12）。頸動脈洞マッサージは，患者を仰臥位にし，わずかに頸部を伸展させて行う。頸動脈雑音を聴取する場合や脳梗塞の既往がある場合は行ってはならない。頸部の一側の胸鎖乳突筋内側にある片方の頸動脈を5秒間マッサージする。これを繰り返すが，対側のマッサージを行う必要があれば1分間の間隔をあける。手技中は必ず心電図をモニターする。

心房粗動の特徴をまとめると：
● 心房レートは300/分くらい
● 基線が鋸歯状

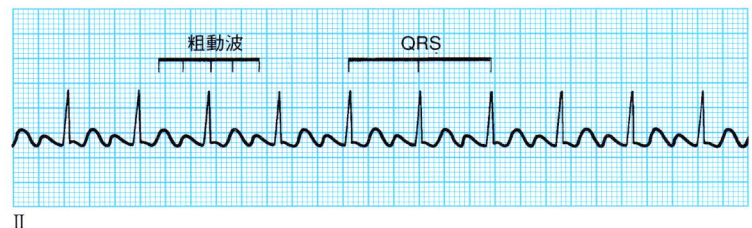

II

図 3-11
3：1の房室伝導を示す心房粗動
Key Point：
● 粗動のレートは300/分。
● QRSのレートは100/分。
● すなわち房室伝導比は3：1。

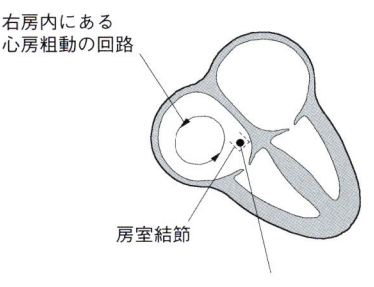

右房内にある
心房粗動の回路

房室結節

房室結節における
間欠的なブロック

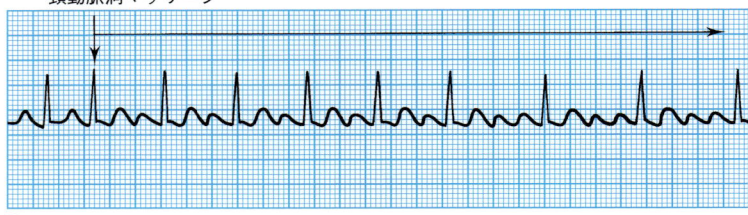

頸動脈洞マッサージ

Ⅱ

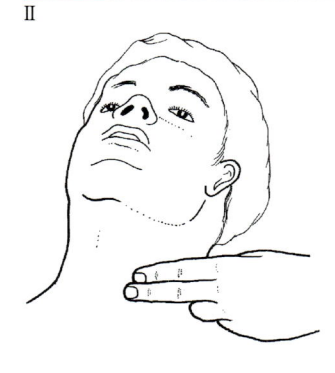

図 3-12
頸動脈洞マッサージの効果
Key Point：
- 頸動脈洞マッサージは房室ブロックの程度を増す。
- QRS のレートは 100/分から 75/分に低下。
- QRS の数が少なくなると粗動波がはっきりと見える。

表 3-2　心房細動の背景
- 高血圧
- 虚血性心疾患
- 甲状腺機能亢進症
- 洞不全症候群
- アルコール
- リウマチ性弁膜症
- 心筋症
- 心房中隔欠損症
- 心膜炎
- 心筋炎
- 肺塞栓症
- 肺炎
- 心臓手術
- 特発性(孤立性)心房細動

- 房室ブロックがある(通常は 2：1 から 4：1 の伝導比)

心房粗動の原因は心房細動と共通するところが多い(表 3-2)。単に心室レートをコントロールするだけなら，ジゴキシン，ベラパミル，あるいは β 遮断薬で間に合うが，洞調律への復帰も捨てがたい。しかし，洞調律の回復

とその維持に有効な薬剤はソタロールくらいであり，Na^+チャネル遮断薬である通常の抗不整脈薬は心房粗動への効果は乏しい。

　薬剤以外には直流通電(p.40参照)や心房の連続ペーシング(第14章参照)によって，洞調律への復帰が期待できる。またカテーテルアブレーションによる心房粗動の根治もよく行われている。具体的には右房に存在するリエントリー回路を高周波で離断する。心房粗動は血栓塞栓症のリスクが高いため，心房細動のガイドラインと同様にそれに準じた抗血小板療法か抗凝固療法を考慮する(下記参照)。

■心房細動

心房細動(atrial fibrillation)は心房粗動よりもありふれた不整脈であり，高齢者の5〜10%に認められる。慢性，持続性，あるいは発作性という分類が可能である。

- 発作性心房細動 —— 洞調律をベースラインとしており，心房細動が生じても自然停止する
- 持続性心房細動 —— 心房細動が持続するが，治療によって洞調律化が期待できるもの
- 慢性心房細動 —— 心房細動が持続し，洞調律化がむずかしいもの

をさす。

　心房細動では，興奮が心房全体を不規則，かつ高頻度に動き回っている。P波は指摘できず，心電図の基線は低電位の揺れを示す(細動波，あるいは"f波"と呼ばれる)。房室結節には350〜600/分の興奮が到達するが，このうち心室にたどり着いてQRSを形成するのは，120〜180個のみである。房室結節の通過にははっきりしたルールはなく，心室の(QRSの)調律は"まったく不規則(irregularly irregular)"となる(図3-13)。

　心房細動の特徴をまとめると：

- P波がない。
- 心室の興奮がまったくでたらめに出現する。

　心房の興奮もランダムであり，有効な収縮とはなりにくい。"atrial kick(拡張終末期の心房収縮)"を欠くので心室の充満が障害され，心室拍出量は10〜15%低下する。

　心房細動があれば動悸を感じることが多いが，基礎疾患自体による症状が重なっているかもしれない(表3-2)。心房細動の合併症として血栓塞栓症が問題となり，血栓塞栓症を契機に心房細動が発見されることもある。

Ⅱ

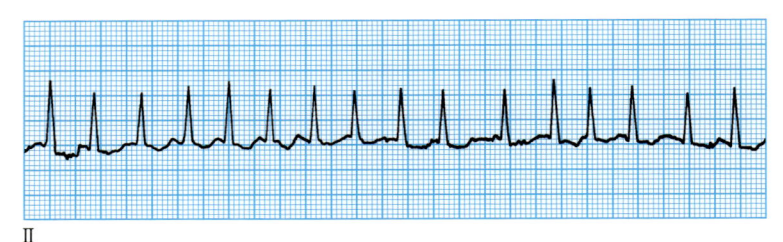

多源性の心房興奮

図 3-13
心房細動
Key Point：
- まったく不規則な調律（irregularly irregular rhythm）。
- P 波は見えない。
- QRS のレートは 170/分。

　心房細動の患者を診療するときは，病歴や諸検査を通じて基礎疾患を明らかにすることが肝要である。心房細動のみが目立った異常である甲状腺疾患もあり，甲状腺ホルモンの検査は欠かせない。心エコーも必須である。基礎疾患の治療によって心房細動が軽快することも稀ではない。

　持続性心房細動を治療するときに留意すべきことは：
- 心室レートのコントロール
- 血栓塞栓症のリスクの軽減
- 洞調律への復帰（もし可能なら）

　心室レートのコントロールはジゴキシン，ベラパミル，β遮断薬など房室伝導を抑制する薬剤で行う。

> **警告**
>
> β遮断薬が投与されている患者にベラパミルの追加は要注意（もちろん，順番が逆になっても注意）。重篤な徐拍になりやすい。

　英国では 2006 年に National Institute for Health and Clinical Excellence（NICE）により，心房細動の管理に関するガイドラインが策定された。このアルゴリズムにはワーファリンとアスピリンをどのように使い分けるかが記載

されている。ワーファリンによる抗凝固療法が脳梗塞のリスクをおよそ60%減らすのに対して，アスピリンでは25%の減少にとどまる。以下のような心房細動患者は脳卒中のリスクが高い：

- 脳卒中または血栓塞栓症の既往
- 高血圧，糖尿病，血管疾患を有する75歳以上の高齢者
- 明らかな弁膜症または心不全（あるいは心エコーで左室機能不全所見）

このような危険因子を有する場合，禁忌がなければワーファリンによる抗凝固療法を考慮する。脳卒中発症の高度の危険因子がない65歳以上の患者，または高血圧，糖尿病，血管疾患を有する75歳未満の患者は中等度のリスクを有することとなるのでワーファリンかアスピリン投与を考慮する。中等度〜高度の危険因子を有さない65歳未満の患者はリスクが低いので，禁忌がなければアスピリン75〜300 mg/日を投与する[訳注1]。

NICEガイドラインに基づくと，直流通電や薬物療法により洞調律への復帰が期待できる患者の条件は次のようなものである：

- 症候性の心房細動
- 若年
- はじめての心房細動発作（lone AF）
- 可逆的原因による心房細動
- 心不全患者

一方，以下の患者に対しては，洞調律復帰のための除細動を行うのではなく，心室レートのコントロールを考慮する。

- 65歳以上
- 冠動脈疾患
- 抗不整脈薬や抗凝固薬が禁忌
- 左房径＞5.5 cm
- 僧帽弁狭窄
- 心房細動の罹患期間が12カ月を超える
- 複数回の除細動の失敗もしくは再発
- 甲状腺中毒症など治癒可能な原因による心房細動

確実に洞調律を維持するのはなかなか難しく，ことに心房細動が長く続いた患者では再発が多い。ある種の抗不整脈薬（ソタロール，フレカイニド，プロパフェノン，キニジンなど）でも直流通電（囲み記事を参照）と同様な除細

訳注1：わが国のガイドラインではアスピリンを含む抗血小板療法は積極的に勧められていない。

◆直流通電による心房細動の治療

　直流通電により一時的に洞調律に復帰しても，しばしば再発する。心房細動の持続が短いときや，心房の拡張が目立たないときは，長く洞調律が維持される可能性が高い。

　待期的な直流通電に先立って十分な抗凝固療法を4週間ほど行えば，血栓塞栓症のリスクが低くなるといわれている。除細動前にジギタリスを中止することは必須ではない。しかし，ジギタリス中毒があれば心室不整脈の増悪もありうるので，念のために経口のジギタリスは除細動1～2日前に中止しておく。

　除細動にあたっては全身麻酔を行うので，可能なら当日は絶食する。電解質と凝固系のデータをそろえるが，抗凝固療法が十分になされ，かつ血清カリウム濃度は4 mEq/L 以上が望ましい。もしジギタリス中毒の可能性があれば（症状や心電図所見からそれが疑われるとき，あるいはジギタリスの投与量が多かったり，腎機能が低下している場合），ジゴキシンの濃度も確認する。

　除細動器は QRS と同期するモードに設定し，100 J に上げる。不成功のときは適宜 200 J や 360 J に上げる。心房粗動では，これよりも低い 50 J から始めてもよい。二相性の除細動器ではより低く設定する。

　除細動に成功しても引き続き抗凝固療法を継続する。4週間後の外来受診時にも洞調律が維持されていれば，抗凝固療法を終了してもよい。

動効果がある。これらの薬剤は洞調律の維持にも有効ではあるが，1年以上洞調律が維持される可能性はせいぜい50％しかない。アミオダロンは，これらの薬剤よりも有効性には優っているが，甲状腺や肝臓の機能不全，肺毒性，可逆性角膜沈着物，皮膚の変色，光線過敏性といった副作用が少なくない。

　発作性心房細動でも持続性のものと同じく，血栓塞栓症に備えた抗凝固療法が考慮される。発作の頻度を低く抑えたい。ソタロール，フレカイニド，プロパフェノンは発作性心房細動にも有効である。ジゴキシンは発作性心房細動に有用とはいいがたく，むしろ悪化させることがある。

　治療抵抗性の心房細動については，専門医に相談する。

> ◆ 治療抵抗性の心房細動
> 治療抵抗性の心房細動に対する非薬物治療とは：
> - 肺静脈隔離（肺静脈からの興奮が左房に伝わらないようにして，心房細動の発生を回避する）
> - 房室結節をカテーテルアブレーションにて離断し（心房からの興奮が心室へ伝導しないようにする），恒久型ペースメーカを植込む。
> - まだ広く普及している手技ではないが，外科的に心房を細かく分割して心房の興奮伝播様式を変えることによって洞調律を維持する[訳注2]。

■ 発作性上室頻拍

　通常の房室結節のほかに，房室間に第2の伝導路があるとき，リエントリー性の発作性上室頻拍が発生しうる。2つの伝導路があれば，片方を下行し（順伝導 anterograde conduction），他方を上行する（逆伝導 retrograde conduction）可能性があり，興奮が両経路を繰り返し通過するというパターンを形成する。興奮はそれぞれの伝導路に繰り返し進入し，心房と心室をめまぐるしい頻度で興奮させる（図3-14）。房室間の第2の伝導路とは，房室結節とはまったく別の**副伝導路**（accessory pathway）が存在するものもあれば，通常の房室伝導路の内部が電気的に解離して**房室結節二重経路**（dual AV nodal pathway）が存在していることもある（図3-15）。

　副伝導路は第6章で取り上げられる Wolff-Parkinson-White（WPW）症候群に見られ，房室結節を順伝導に，副伝導路を逆伝導に用いる**房室回帰性頻拍**（AV reciprocating tachycardia）を生じやすい。頻拍中はデルタ波が消失する（図3-16）。ごく稀ではあるが，これとは逆（副伝導路を順行，房室結節を逆行）に回る回帰性頻拍もあり，このときにははっきりしたデルタ波が認められる（心室が副伝導路経由の伝導のみで興奮するため）。

　房室結節二重経路があれば，**房室結節リエントリー性頻拍**（AV nodal reentry tachycardia）を生じるリスクがある。房室結節の一方の伝導路は興奮が速く伝わる（速伝導路と呼ばれる）が，不応期が長い。もう1つの伝導路は，興奮がゆっくり伝わる（遅伝導路と呼ばれる）が，不応期が短い。通常，房室結

訳注2：maze 手術のこと。

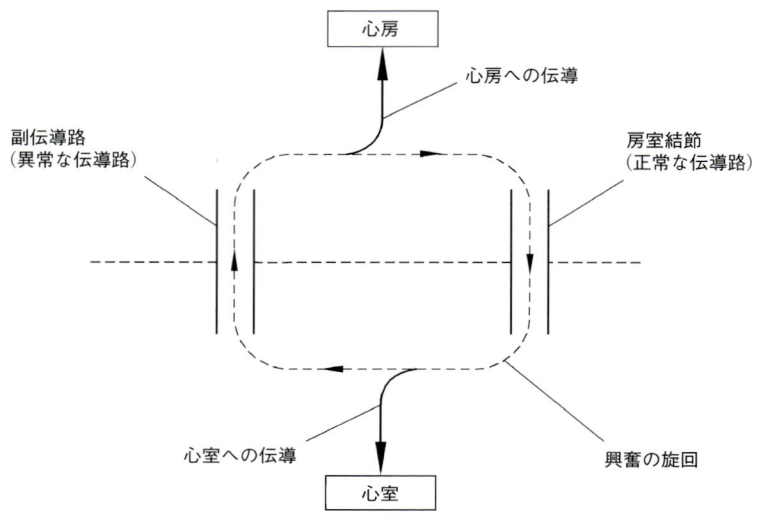

図 3-14
副伝導路が関与する発作性上室頻拍の回路

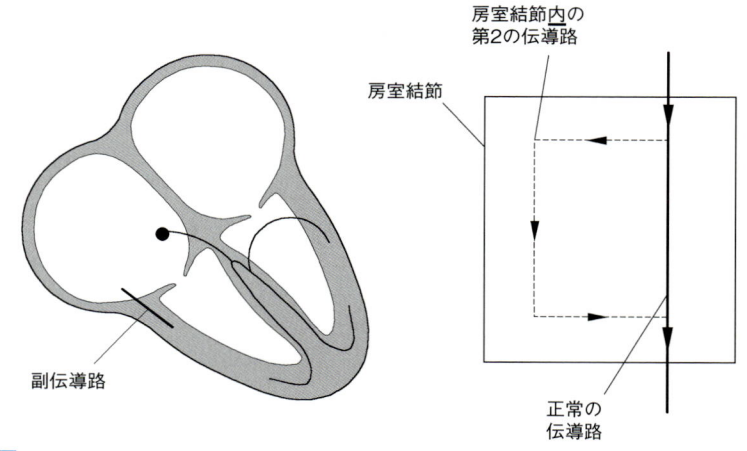

図 3-15
副伝導路と房室結節二重経路

節に伝わった興奮は 2 経路に分かれてほぼ同時に伝導されるが，速伝導路を伝わる興奮が先にヒス束に到達して心室筋を脱分極させる．遅伝導路を伝わった興奮がヒス束に届いたときには，ヒス束は不応期になっており，興奮

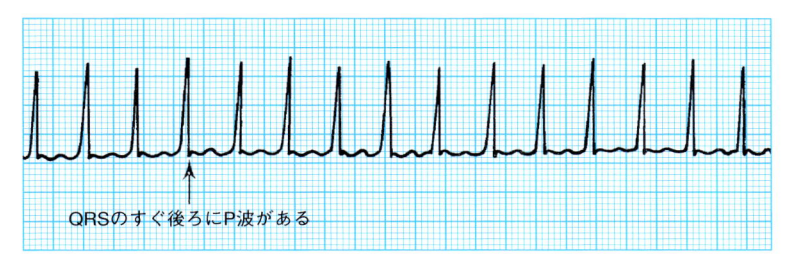

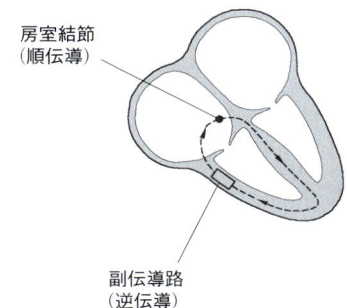

図 3-16
WPW 症候群の房室回帰性頻拍
Key Point：
● 心室レートは 188/分。
● QRS は正常。

はそれ以上先に伝わらない。

　しかし，速伝導路が不応期の間に上室性の期外収縮が起こった場合，その興奮は遅伝導路を伝わり，伝導路を抜ける頃には速伝導路が再分極しているかもしれない。すると，この興奮が速伝導路を逆行性に伝導され，再び遅伝導路を順行性に伝わるという無限旋回が生まれる。こうして形成された回路により房室結節リエントリー性頻拍が生じる(図 3-17)。

　房室回帰性頻拍と房室結節リエントリー性頻拍に共通する特徴を挙げると：

● 心拍数は 130～250/分くらい。
● それぞれの QRS に対応して P 波も 1 つずつ認める(P 波がはっきり見えないこともある)。
● QRS は規則的に現れる。
● QRS は正常(変行伝導がないという条件で)。

　もし，もともと脚ブロックがあったり，レートに依存した脚ブロックが生じれば QRS は拡大する。それゆえ，心室頻拍と誤認されることもある(p.46 参照)。以前の心電図があれば，もとから脚ブロックがあったのかどうかわかる。

房室回帰性頻拍の陰性 P 波(p.91 参照)は QRS と QRS の間に認めやすい。一方，房室結節リエントリー性頻拍の陰性 P 波は QRS に近接していたり，重なっているので，どこにあるのかわかりにくい。

　頻拍中の P 波がどこにあるかは，房室回帰性頻拍と房室結節リエントリー性頻拍の鑑別に役立つが，もともと PR 時間の短縮やデルタ波から WPW 症候群(p.99 参照)とわかっていれば，もっと直接的な情報となる。しかし，多くの患者では体表面心電図から頻拍の機序を確診することは容易でなく，電気生理学的検査の結果を待たなければならない。

　発作性上室頻拍の症状は多彩である。もっともありふれた症状は動悸だが，頻拍の持続時間や重症度によって訴えもさまざまである。発作性上室頻拍は急に開始し，胸痛，めまい，失神を伴うこともある。

　房室結節の伝導を遮断して，興奮旋回を停止させると頻拍も止まる。Valsalva 法は迷走神経の活動を亢進させて房室結節の伝導を抑制する。これにより房室結節の伝導が途絶すれば，頻拍は停止する。頸動脈洞マッサージ(carotid sinus massage)も同じ機序で頻拍を停止させる(心電図をモニターしながら行う)。この手技は頸動脈に狭窄の存在を示唆する血管雑音が聞こえないときにのみ試みてよい。頸動脈洞マッサージの手技は p.35 に示した。

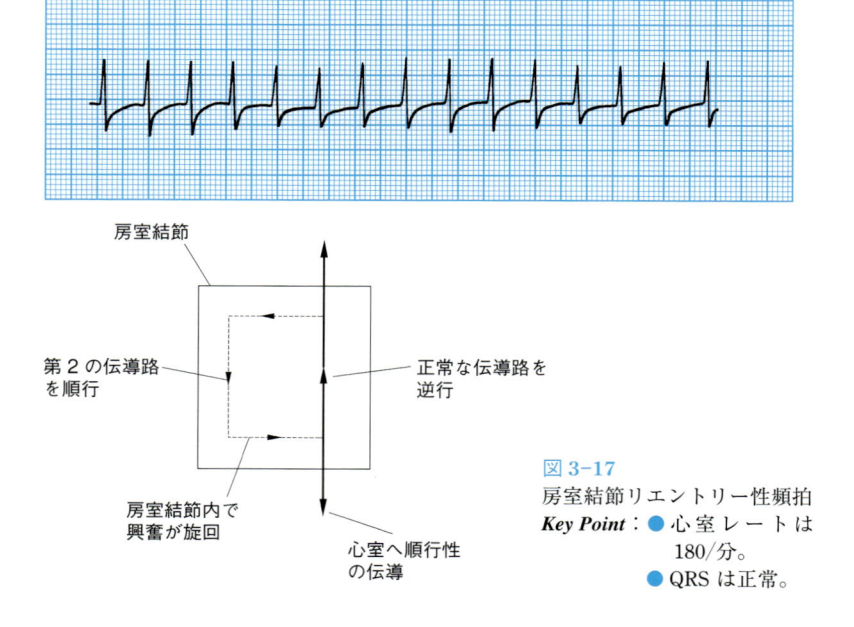

図 3-17
房室結節リエントリー性頻拍
Key Point：● 心室レートは 180/分。
● QRS は正常。

> ◆**Valsalva 法**
> Valsalva 法とは，のどを閉じたまま，強く息を吐こうとする動作のことである。まず，息を吸って，そのまま息を吐き出さずに 2～3 秒間力をこめる。うまくできないときは，20 ml のディスポの注射器を使って先のほうから息を吹き入れるというやり方もある。内筒を噴き出そうとしてもうまくはいかないが，結果的に Valsalva 法と同じことをしている。

薬物治療にはアデノシン（気管支喘息や慢性閉塞性肺疾患があるときは禁忌）やベラパミル（すでに β 遮断薬が投与されているときは注意）の静注も含まれる。もし，血行動態が悪化しているときは，緊急の**直流通電**（DC cardioversion, p.40 参照）や心房のオーバードライブペーシング（overdrive atrial pacing, 第 14 章参照）も必要となる。

> ⚠️ **警告**
> β 遮断薬投与中の患者にベラパミルは投与してはならない（逆もまた同じ）。重篤な徐拍になりやすい。

短時間の頻拍発作で症状も少なければ，予防的な薬物治療は必要ない。Valsalva 法を利用する選択もある。薬物治療の適応と思われる症例は専門医に紹介する。ソタロールは有効な第 1 選択薬であるが，高周波カテーテルアブレーションのほうが根治的である。

■心室頻拍

心室頻拍（VT）は wide QRS tachycardia の 1 つであり，120/分を超えるレートで 3 連以上の心室興奮と定義される。リエントリーによるものや局所の異常自動能などが発生のメカニズムとなる。自然に停止することもあれば，持続するものもある。30 秒を超えれば，持続性と呼ばれ，ときに心室細動に移行する（図 3-18）。

VT の特徴は：
- 心室レートが 120/分（厳密なルールではない）を上回る

◆**WPW 症候群における心房細動**

WPW 症候群（WPW syndrome）では房室回帰性頻拍のみではなく，心房細動も少なからず認められる。心房細動が生じると心房から心室への興奮は副伝導路経由，房室結節経由，あるいは両方が融合したものとなる。副伝導路経由の伝導は心室レートを上昇させやすく，ときに致死的なレートに達する。房室結節の伝導をブロックする薬剤（ジゴキシン，ベラパミルなど）は副伝導路経由の伝導を促進し，致命的となりうる。血行動態の破綻が見られれば直流通電が必要となる。再発するようなら副伝導路を抑制するアミオダロンなどを投与する。WPW 症候群と心房細動を合併する患者では副伝導路のカテーテルアブレーションを考慮する。

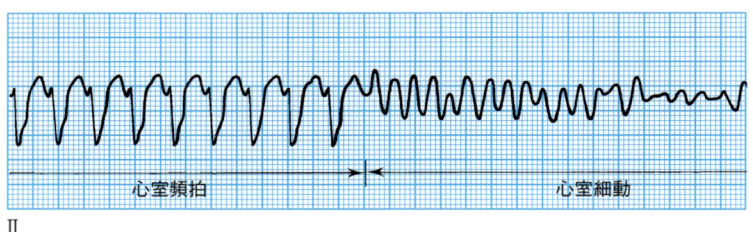

図 3-18
心室頻拍（VT）と心室細動（VF）
Key Point：
● 幅の広い QRS でレートは 190/分（VT）。
● 乱れた調律に移行している（VF）。

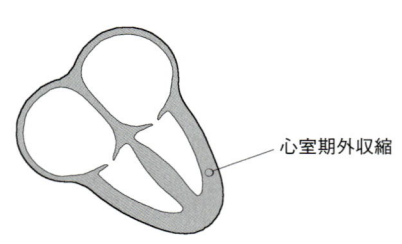

● 幅の広い QRS

持続性 VT のレートは 150〜250/分のことが多い。診断が容易でないことも稀ではない。VT が起きても苦痛が少なく，血行動態的に安定していることもある。つまり，患者が落ち着いているからといって VT を否定することはできない。本章の後半では，VT と近似した他の頻拍と本当の VT をどう鑑別するかを述べる。

VTの症状は軽い動悸から，めまい，失神，心停止にいたるまで幅広い。背景となる病態に改善の余地はないか，常に意識することが重要である（表3-3）。

表3-3 心室頻拍の原因
- 急性心筋梗塞
- 虚血性心疾患
- 肥大型心筋症
- 拡張型心筋症
- 不整脈原性右室心筋症
- QT延長症候群
- 心筋炎
- 先天性心疾患（修復術後，修復前のいずれもある）
- 電解質異常
- 催不整脈作用を有する薬剤
- 僧帽弁逸脱
- 特発性（右室流出路起源特発性心室頻拍）

VTの発作を止める方策は：
- 薬剤
- 直流通電
- ペーシング

患者の病態に応じて治療法を選択する。血行動態が悪いときは，緊急事態として直流通電を行う。

対処を急げ

血行動態を悪化させるVTは緊急事態である。診断と治療を急げ。

状態が安定しているVTは薬剤による停止が試みられる。アミオダロンが第1選択とされることが多いが，リドカイン，フレカイニド，ソタロールも選択できる。右室のオーバードライブペーシング（連続ペーシング，第14章参照）も有効だが，ときには心室細動を誘発してしまう。

長期の予防的治療については専門医と相談する。急性心筋梗塞発症早期にVTを生じても長期的な治療が必要とは限らないことが知られている。予防薬剤として有効性が期待されるものはソタロール（とくに運動誘発型のVT）

やアミオダロンが挙げられる。徐拍に伴う VT はペーシングで対処する。電気生理学的検査にて頻拍起源が同定された症例では，カテーテルアブレーションや外科的な治療も選択される。頻拍および心室細動の再発には植込み型除細動器(ICD)によるオーバードライブペーシングや除細動通電が行われる(第 14 章参照)。

VT は解剖学的には正常にみえる心臓にも生じる。もっとも多いのは，右室流出路(right ventricular outflow tract：RVOT)が起源の VT(右室流出路起源特発性心室頻拍)で，VT の 10%を占める。しばしば心室期外収縮に伴って生じ，左脚ブロックと下方軸を伴っていることが，右室流出路起源 VT の特徴である。運動や感情的なストレスが右室流出路起源の期外収縮や VT の誘因となるが，一般的に予後は良好である。予後が悪い不整脈原性右室心筋症(arrhythmogenic right ventricular cardiomyopathy：ARVC)による VT を，良性の右室流出路性の VT と見誤ってはならない。ARVC は心臓の器質的異常を伴っており，心エコーや心臓 MRI で右室の形態異常を明らかにできる。ARVC による VT は植込み型除細動器で治療するが，症状のある右室流出路起源の VT には通常，アブレーションが施行される。

多形性の VT(torsades de pointes)については下に述べる。

> **助言を求めよう**
> VT を繰り返す症例をどう治療するかは，専門医に相談。

■促進性心室固有調律

レートが 120/分未満のゆっくりした VT は促進性心室固有調律(accelerated idioventricular rhythm)と呼ばれる(図 3-19)。100/分未満という定義もある。

急性心筋梗塞の症例でみられることが多いが，通常は良性。治療は不要。

■torsades de pointes

torsades de pointes は QT 延長(p.180 参照)を背景として出現する特殊な VT である。この名前は QRS の向きがねじれるように逆転する特徴的な波形に由来する(図 3-20)。

一部の抗不整脈薬(薬物相互作用)，電解質異常(高カリウム血症，低マグネシウム血症)，あるいは遺伝的な要因が原因となる(第 11 章参照)。torsades de pointes は心室細動に移行する危険があり，すみやかな対処が望まれる。

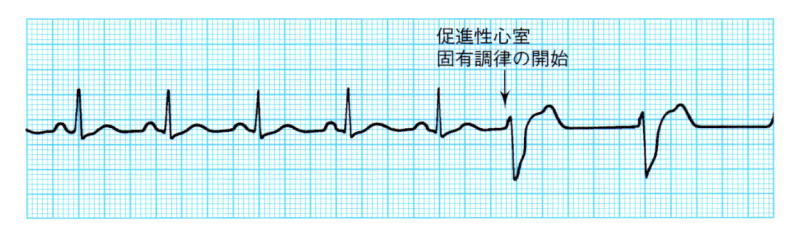

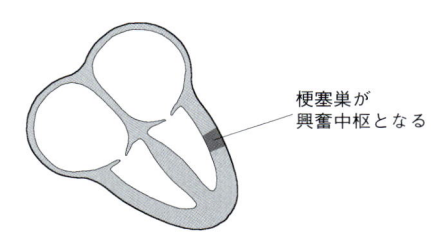

図 3-19
促進性心室固有調律
Key Point：
- 幅の広い QRS。
- 心拍数は 60/分。

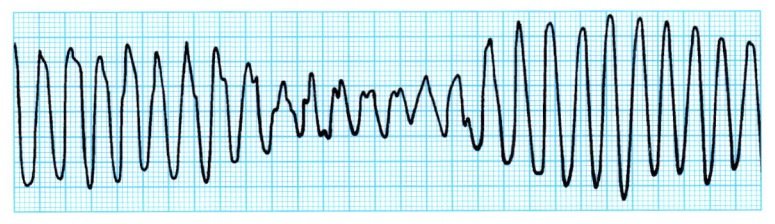

（図中：促進性心室固有調律の開始／梗塞巣が興奮中枢となる）

Ⅱ
図 3-20
torsades de pointes
Key Point： ● wide QRS tachycardia。
● QRS の向きが変化している。

必要なら専門医に紹介する。誘因となる薬剤があれば中止し，電解質異常も補正する。

　緊急事態となれば，一般的な救命処置を行う。torsades de pointes はマグネシウム投与（マグネシウム濃度が正常範囲でも効果はある）と電解質補正による治療を行う。QT 間隔を延長させる薬物はすべて中止する。一時ペーシングによる心拍数の増加は有用である。遺伝性 QT 延長症候群では，心臓への交感神経刺激を減らすために左頸部の星状神経節切除術が適応となる。

> **助言を求めよう**
>
> torsades de pointes は心室細動に移行することがある。急いで専門医に相談する。

■心室細動

心室細動（VF）が生じれば，たちまち死にいたるので，診断も治療も急を要する。

急性心筋梗塞ではしばしば VF を認める。VF が生じるようなら，電解質や酸塩基バランスに異常がないかを確認する。一次性 VF（ここでは急性心筋梗塞発症 48 時間以内に起こるものを指す）は直流除細動で処置するが，慢性期には再発に備えての予防は必要としないことが多い。

繰り返す VF や二次性 VF（急性心筋梗塞発症 48 時間以降に起こるもの）に対してはアミオダロン，β 遮断薬，リドカインによる予防が有用である。長期的な予防については VT と同じ扱いになる。

> **対処を急げ**
>
> 心室細動は緊急事態である。すみやかな診断と治療が必須である。

■伝導障害

洞房結節から心室にいたる伝導の流れは第 1 章に記載した。この経路のどこにおいてもブロックが生じうる（図 3-21）。

洞房ブロックでは洞房結節は発火するものの，その興奮が心房にとどかない。予定された P 波が一部欠落しても，その後の P 波はきちんと予定通りのタイミングで出現する。図 3-7 に例を示した。

房室ブロック（第 6 章）は重症度に応じて 3 段階に分類される。1 度房室ブロックでは房室結節経由の伝導が遅くなるだけで，PR 時間の延長を認めるのみである。2 度房室ブロックでは，一部の心房興奮が心室に達しない。さらに，3 度房室ブロックになれば心房興奮はまったく心室にたどり着けなくなる。

房室結節の下流にある左右いずれの伝導脚もブロック（脚ブロック bundle branch block）を生じうる。左脚は 2 本の束枝に分かれているが，このうちの

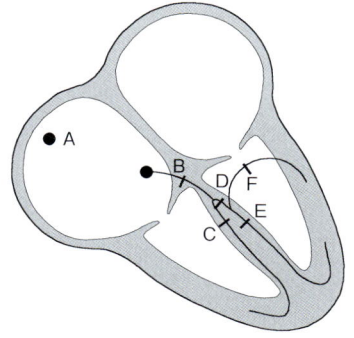

A：洞房ブロック
B：房室ブロック
C：右脚ブロック
D：左脚ブロック
E：左脚後枝ヘミブロック
F：左脚前枝ヘミブロック

図 3-21
房室ブロックが認められる部位

1本だけブロックされることもあり，束枝ブロックという。どの伝導路とどの伝導路が障害されるかは，いろいろな組み合わせが考えられる。もし両方の脚が同時にブロックされれば，心房から心室への興奮が完全に途絶するので，3度房室ブロックと同じことになる。脚ブロックについては129ページで，束枝ブロックについては79ページと84ページでふれる。

伝導障害はいつでも同じパターンになるとは限らない。伝導系が追随できない高い心拍数のときにだけ障害が明らかとなる心拍数依存性を示すこともある。たとえば，上室頻拍のときに脚ブロックが生じれば心室頻拍のように見える(p.64参照)。

伝導障害は心電図変化の1つとして重要であるが，完全房室ブロックであっても補充調律が代償しているために，重篤な印象を与えないかもしれない。見落としがないよう十分理解してほしい。

■補充調律

補充調律は心臓にとっての安全弁のようなものである。補充収縮がなければ，刺激生成や伝導が完全に消失したら，たちまち収縮停止から死にいたる。しかし，正常の刺激生成や伝導が損なわれたとしても，補助的なペースメーカがバックアップすれば最悪の状態は回避される。

補助的なペースメーカは房室接合部や心室筋に存在する。洞停止や洞房ブロック(p.31参照)のように房室接合部に興奮が到達しないとき，あるいは著しい洞徐脈のときにも，房室接合部がペースメーカとして働く。房室接合部からの興奮に由来するQRSは正常な形をしているが，40〜60/分とレートが

低い(図 3-22)。

　房室接合部のペースメーカ活動は洞結節からの興奮によって抑制されない限り，いつまでも働き続けることができる。もし，房室接合部のペースメーカが今ひとつだったり，あるいはそこからの興奮がブロックされれば，代わって心室のペースメーカが作動し始める。このペースメーカのレートは，15〜40/分とかなり低く，QRS 幅も異常となる(図 3-23)。

　補充調律は安全弁としての役割をもつので，これを抑制してはならない。むしろ，なぜ補充調律が現れているのか，その理由(たとえば，なぜ正常な刺激生成や伝導がだめになったのか)を明らかにして，根底にある問題に対処しなければならない。ペースメーカを必要とすることが多いので，専門医と相談したい。

■期外収縮(異所性収縮)

補充調律の QRS が正常な洞調律の周期より遅れるのとは対照的に，異所性収縮(ectopic beat)は予想より早いタイミングで現れる。異所性収縮は心臓のどこにでも発生するが，心房性，房室接合部性，心室性に大別される。期外収縮(extrasystole)あるいは早期収縮(premature beat)とも呼ばれる[訳注 3]。

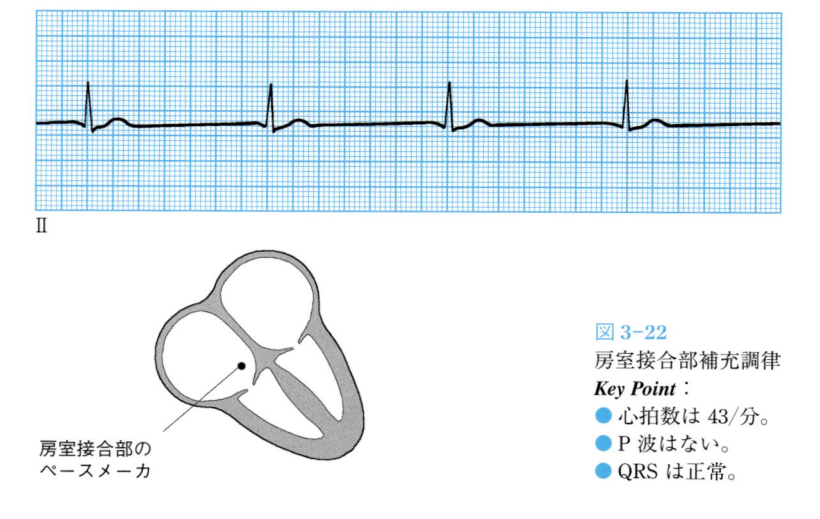

Ⅱ

房室接合部の
ペースメーカ

図 3-22
房室接合部補充調律
Key Point：
● 心拍数は 43/分。
● P 波はない。
● QRS は正常。

訳注 3：以下はわが国での慣用に従い，一括して期外収縮と記す。

変形したP波を洞調律のP波よりも早期に認めれば,心房期外収縮と診断される(図3-24)。心房期外収縮の多くは心室まで伝導してQRSを形成するが,房室結節の不応期と重なれば心室に到達できない。

房室接合部期外収縮も心室に伝導すれば,洞調律のタイミングより早期に

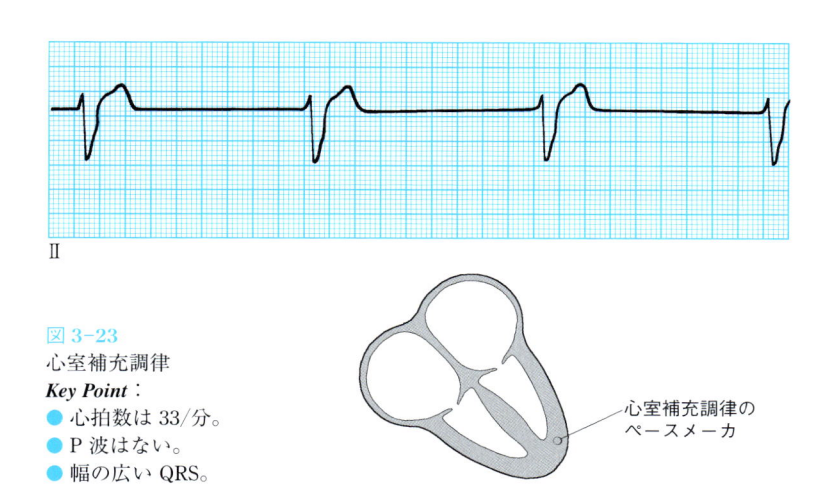

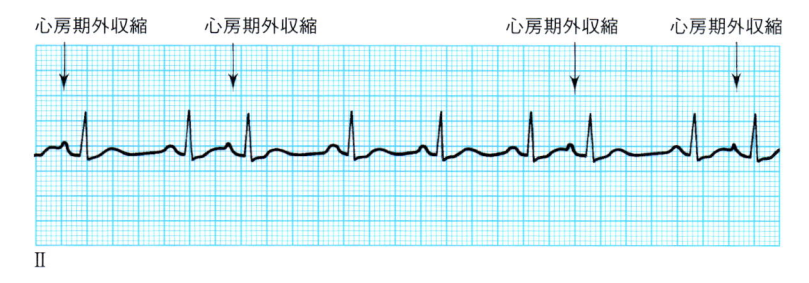

II

図 3-23
心室補充調律
Key Point：
● 心拍数は33/分。
● P波はない。
● 幅の広いQRS。

心室補充調律の
ペースメーカ

心房期外収縮　心房期外収縮　　　　　　心房期外収縮　心房期外収縮

II

心房期外収縮

図 3-24
心房期外収縮
Key Point：
● 予定より早くP波が出現。
● P波の形が異常。

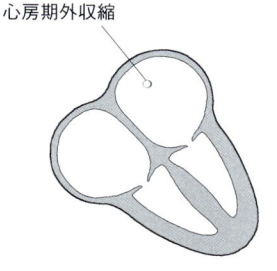

QRSを出現させる(図3-25)。興奮が逆行性に心房を興奮させれば，陰性P波が見られる。P波とQRSがどのような順序になるかは，心房と心室のどちらに早く興奮が到達するかによる。

心室期外収縮のQRS幅は拡大している。もし，逆行性の心房興奮があればQRSの後ろに陰性P波を認める。もし，逆伝導がなければ，洞結節が"リセット"されないので，完全な代償性休止期を認めることになる(図3-26)。

心室期外収縮は先行拍のT波に重なることもある。これをR on T現象というが，急性心筋梗塞ではこのような期外収縮が重篤なVTや心室細動を誘発しかねない。

心室期外収縮が多発することもあるが，正常洞調律と心室期外収縮が交互に現れるとき"二段脈"と呼ばれる(図3-27)。心室期外収縮は，解剖学的に正常な心臓では無害なことが多い。しかし，なんらかの心疾患がある場合には，有害な不整脈と関連していることがある。

心室期外収縮のある患者を評価するときには，12誘導心電図に加えて心エコー，トレッドミル運動負荷試験，Holter心電図を行い，背景心疾患がないか確認する必要がある。

右室流出路起源の心室期外収縮は，心電図で左脚ブロックと下方軸があれば診断できる。この期外収縮は非持続性VTに関連していることがあるが，一般的に予後良好と考えられている(しかし，一方でこの考え方には問題があ

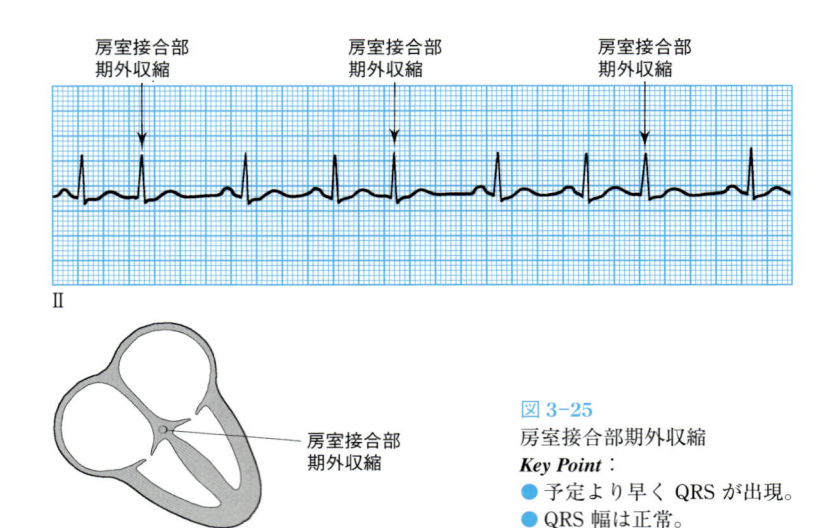

図3-25
房室接合部期外収縮
Key Point：
● 予定より早くQRSが出現。
● QRS幅は正常。

るという意見もあり，悪性の心室不整脈が生じているという報告も少なくない）。右室流出路起源の期外収縮はより悪性の不整脈原性右室心筋症で生じる期外収縮に似ており，両者を混同してはならない。したがって，右室起源の

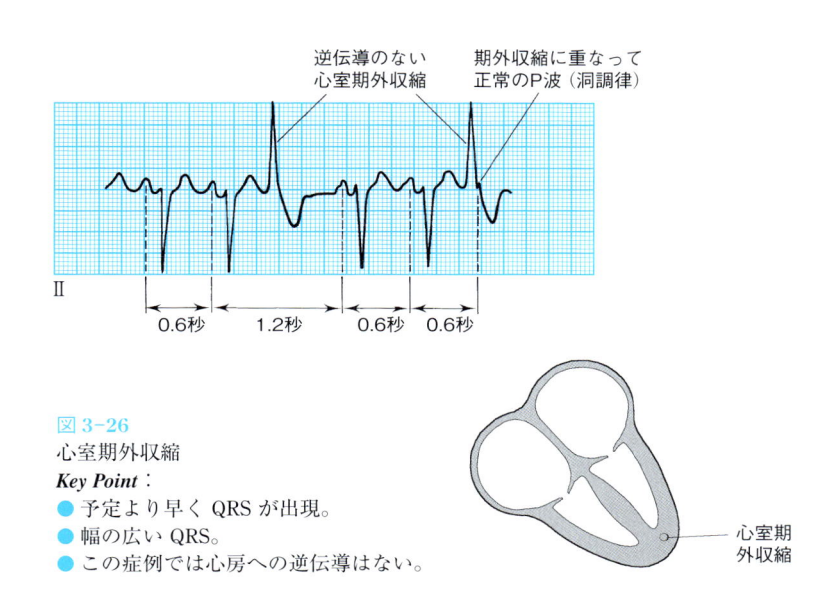

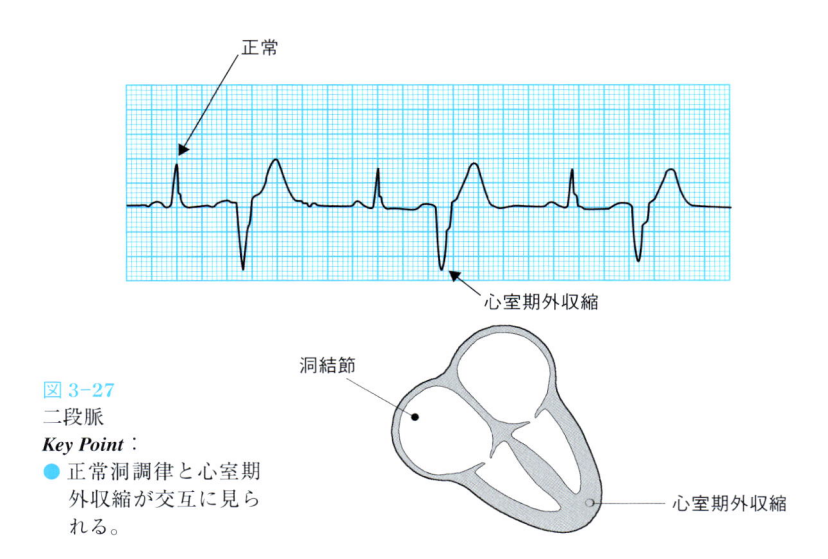

逆伝導のない
心室期外収縮

期外収縮に重なって
正常のP波（洞調律）

Ⅱ

0.6秒　1.2秒　0.6秒　0.6秒

図 3-26
心室期外収縮
Key Point：
● 予定より早く QRS が出現。
● 幅の広い QRS。
● この症例では心房への逆伝導はない。

心室期外収縮

正常

心室期外収縮

洞結節

図 3-27
二段脈
Key Point：
● 正常洞調律と心室期外収縮が交互に見られる。

心室期外収縮

期外収縮をもつ患者では，右室の画像検査を行って正しく鑑別することが重要である。

心室期外収縮から致死的な不整脈が誘発されることもないではないが，これらの期外収縮を抗不整脈薬で治療しても死亡率を低下させるとは限らない。一方，期外収縮自体に，もしくは代償性休止期や後続の洞収縮に対し，強い自覚症状を訴えることがあり（脈の乱れや欠滞，重苦しい感じが多い），抗不整脈薬で改善することがある。生活に差し支える症状があったり，悪性の不整脈が生じるリスクがあればカテーテルアブレーションを考慮する。また，危険な不整脈の予防には植込み型除細動器も選択肢となる。

調律の同定

ここまで読み進めてきて，調律の正常と異常，不整脈の原因と対処についておおよその輪郭をつかめたものと思う。きっと，うまく診断できるだろう。これまでのページを飛ばした読者は，先に進む前にぜひとも前のほうのページをめくっていただきたい。

これから，さまざまな調律異常をどうやって自由自在に診断するか，その手順を述べる。ともあれ，本項の冒頭に助言するとすれば……

助言を求めよう
調律が何なのか自信がなくなったら，専門医にたずねるのを躊躇してはならない。

むろん専門医でも診断に悩むことはあるが，専門医に相談すれば緊急時の調律診断もだいたいはなんとかなるものである。ともかく，よくわからないときは，できるだけ早く助言を求めることが重要である。

どんなタイプの不整脈でも，次の2つの観点からアプローチする：
- 興奮はどこから発生しているのか？
  - 洞結節
  - 心房
  - 房室接合部
  - 心室
- 伝導の状態はどうか？

- 正常な伝導
- どこかで伝導が促進している（例：WPW 症候群）
- 伝導ブロック

さらに以下の点を考慮すれば，もっと的をしぼることができる：
- 患者はどのような状態か？
- 心室興奮はあるか？
- 心室レートは？
- 心室調律は規則的か，不規則か？
- QRS 幅は正常か，異常か？
- 心房興奮はあるか？
- 心房興奮と心室興奮はどういう関係にあるか？

医療関係者向けの救命トレーニングにおける心電図解釈法においても似たようなアプローチが採用されている。救命トレーニングの講習を受けることは手技面だけでなく，心電図判読にも役立つはずである。

■患者はどのような状態か？

心電図判読には，とりわけ臨床的背景の理解が大切である。その心電図が記録された臨床状況を考慮せずに解釈しようとしてはならない。たとえば，正常洞調律に見えるときでも，もし意識も脈もない患者のものなら，洞調律ではなく，無脈性電気活動（pulseless electrical activity：PEA）である。また，心電図記録にアーチファクトがあるなら，臨床的背景を知らなければ不整脈と解釈してしまうかもしれない。このようなことを避けるには，次のことを念頭に置く。

- 他の医師が記録した心電図を判読するときには，患者の状態と心電図をとった理由を尋ねる。
- あなたがとった心電図記録をその後誰かが判読する場合には，手がかりになるように，臨床的な状況を書き込んでおく（例えば，「かなり速い動悸があると患者は言っている」）。

■心室興奮はあるか？

まず，心電図の全体像を把握するためにどんな電気活動が見られるのか考えてみよう。まったく電気活動がないなら，被検者が無事かどうかがまず問題になる。あるいはリードがちゃんとつながっているか，感度の設定はどうかも確認する。

もし脈も触れず，心電図でもまったく心室の電気活動がないのなら心静止であり，緊急処置を講じなければならない。フラットな心電図とはいっても心静止では若干の基線のゆれ，いわゆるドリフトが見られ，完全にまっすぐな線をみるのはリードの接続の不具合のほうが考えやすい。患者の様子をきちんと観察することは言うまでもないが，ハード面のチェックもおろそかにはできない。

心静止になってもしばらくはP波が現れることがある。せめてP波があることを確認することはきわめて重要なことであり，心室のほうは心臓マッサージ，経皮的ペーシング，あるいは一時的な経静脈ペーシングで何とかなるかもしれない。

もしQRSが見られたら，次のステップへ進む。

■心室レートは？

心室の興奮がQRSとして表されることはすでに学んだ。また心室レートの求め方については第2章で2通りを述べた。心室レートがわかれば，
- 徐拍（60/分未満）
- 正常（60〜100/分）
- 頻拍（＞100/分）

に分類できる。

■心室の興奮は規則的か，不規則か？

心室レートに続いて，心室興奮の規則性について考える。QRSとQRSの間隔はどうなっているだろうか —— ずっと一定の間隔になっているだろうか？ 不規則であるとしても，その変動幅はきわめて小さいこともあり，実際に数値として測定しなければならないこともある。規則性の有無に応じて，以下のような2群に分けられる。
- 規則的（RR間隔が一定）
- 不規則（RR間隔が変動）

表3-4に不規則な調律の原因を挙げる。

表3-4 不規則な調律
- 心房細動
- 洞性不整脈
- 間欠的なブロックを伴う上室頻拍すべて
- 期外収縮

不規則な調律では，さらにその不規則さがどの程度なのかも問題になる。たとえば心房細動なら，RR 間隔にまったくルールがないように見える。これに対して洞性不整脈では呼吸に連動した周期性があり，決してめちゃくちゃというわけではない。

心室までの経路のどこかに間欠性のブロックが生じたら，ときどき QRS が脱落してしまう（図 6-9，p.105）。この現象はこのあと 103 ページで説明するが，不規則さの程度はブロックの生じ方によってまちまちとなる。それでもなんらかの規則性があるなら規則的な不規則さ（regular irregularity）と表現され，まったく予見できない不規則さ（unpredictable）とは一線が引かれる。

同じように期外収縮でも規則的に現れるものもあれば，まったくでたらめに出現するものもある（図 3-28）。心室の二段脈では正常の洞収縮をはさんで交互に心室期外収縮が見られるという規則性がある（図 3-27）。期外収縮については 52 ページで述べた。

■QRS 幅は正常か，異常か？
QRS の幅をみれば，その起源がどこかおおよそ推測できる。この問いに答えるためには，心臓の上下のいずれに興奮起源があるのか大雑把に見極めておく必要がある。心室の調律はもちろん心室から発生しているのだが，上室性の不整脈は房室接合部かその上位のどこに発生しているかわからず，房室接

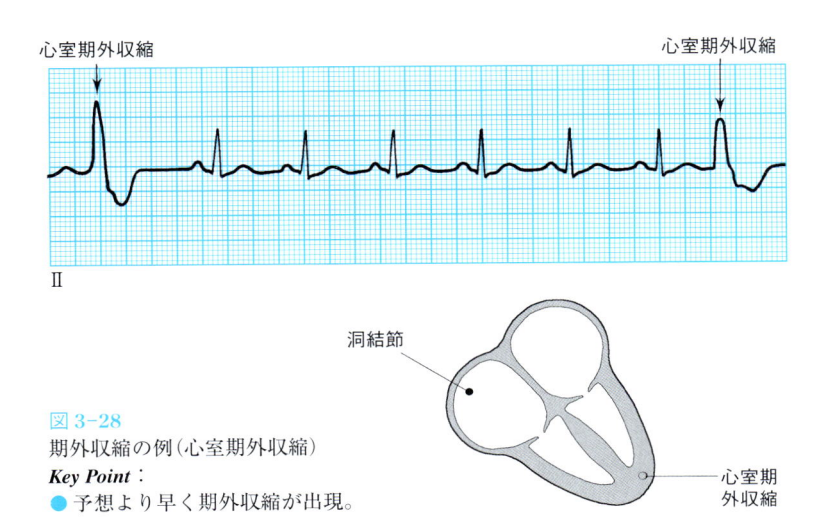

図 3-28
期外収縮の例（心室期外収縮）
Key Point：
● 予想より早く期外収縮が出現。

合部と他の部分が協同して不整脈を発生させていることもある(図3-29)。

生理的には心室ではヒス-プルキンエ系の線維網を介してすみやかな興奮伝達が行われる。この解剖学的な理由から，わずか0.12秒で心室中に興奮が行き渡ることになり，QRS幅は小さな四角3個未満の幅しかない。

しかし，もし心室のなかで左脚ブロック，右脚ブロック，あるいはこれらに分類しにくいヒス-プルキンエ系の伝導障害が生じたとすれば，心筋細胞から心筋細胞へ刺激伝導系の介在なしに興奮の伝導が行われる。この伝導は遅いため，QRSは0.12秒(小さな四角3個)よりも長くなる。また，房室結節経由の興奮ではなく，心室から興奮が発生するなら，心室期外収縮またはVTとなる。もし興奮が房室結節を介さないときは，ヒス-プルキンエ系は使われないこととなる。この場合，心筋細胞から心筋細胞へ直接に伝導するので，心室の脱分極の時間が延長する。

こうした事情からQRSの幅に基づいて心室がどういうふうに興奮しているかを知ることができ，QRS幅が正常(＜小さい四角3個)なら洞結節経由で興奮しているものと思われる。房室結節は上からの興奮がヒス-プルキンエ系に入り込むための唯一の入り口である。房室結節経由の興奮は上室性(心室ではなく，それより上位)の調律と呼ばれる。

QRS幅が広いとき(＞小さな四角3個)は2通りの可能性がある。

1．興奮が心室に発生し，ヒス-プルキンエ系を利用できない(心室調律)。
2．上室性の興奮だが，伝導障害のためにすべてのヒス-プルキンエ系をうまく利用できない(変行伝導を伴う上室調律)。

表3-5にQRSの幅と頻拍との関係をまとめた。

心室調律と変行伝導を伴う上室調律を区別することは，それほど簡単ではない。ことに心室頻拍の可能性があるときは話がむずかしくなる。鑑別のヒ

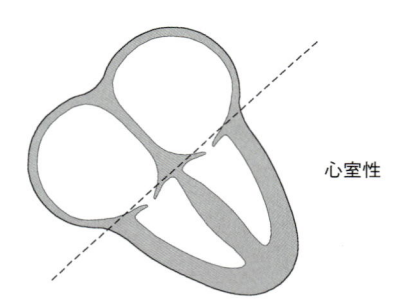

図3-29
上室調律と心室調律
Key Point：
● 上室性というときは，心室よりも上位に存在する(電気的にもはっきり区別できる)組織はすべて含む。

表 3-5　幅の広い QRS 頻拍と幅の狭い QRS 頻拍

	幅の広い QRS	幅の狭い QRS
伝導が正常な上室性不整脈	×	○
変行伝導を伴う上室性不整脈	○	×
心室調律	○	×

ントは 64 ページで述べる。

■心房興奮はあるか？

心房の興奮パターンは心電図上では 4 通りが考えられる：
- P 波（通常の心房の興奮）
- 粗動波（心房粗動）
- 細動波（心房細動）
- それ以外

　P 波は心房の興奮に対応しているものだが，洞結節から始まった心房興奮のみを意味するわけではない。つまり，発生起源はどこであっても心房が興奮していれば P 波が生じ，その形からどこが発生起源かを推測することもできる（第 5 章）。Ⅱ誘導の P 波が上向きなら洞結節か，その近くから興奮が始まっている。一方，陰性の P 波は房室結節あたりから興奮が開始していると考えられる（図 3-30）。

　心房粗動のときの粗動波は 300/分くらいのレートになり，鋸歯状の波を呈している（図 3-11，p.35）。前述のようになんらかの方法で一過性に房室ブロックになれば，この鋸歯状波がはっきりと観察できる。

　心房細動ではきわめて不規則な 600/分ほどの心房興奮を反映した**細動波**を認める（図 3-13）。細動波は波高の低い不規則な振れである。

　心房興奮がどこから始まっているか，わからないこともある。たとえば房室結節リエントリー性頻拍ではしばしば P 波は QRS に隠れて，どういうふうに心房が興奮しているのかわかりにくい。この場合でも心房興奮による振れがあるはずだが，それに重なる大きな QRS のためにはっきりとは見えなくなっている。あるいはまた，心房興奮が本当に存在しないこともある。その例として心房が電気的な活動を失う洞停止や洞房ブロックが挙げられる。

■心房興奮と心室興奮はどういう関係にあるか？

心房と心室の興奮がわかったら，それらがどのような関係にあるかを調べる。

II　逆転したP波　PR時間短縮

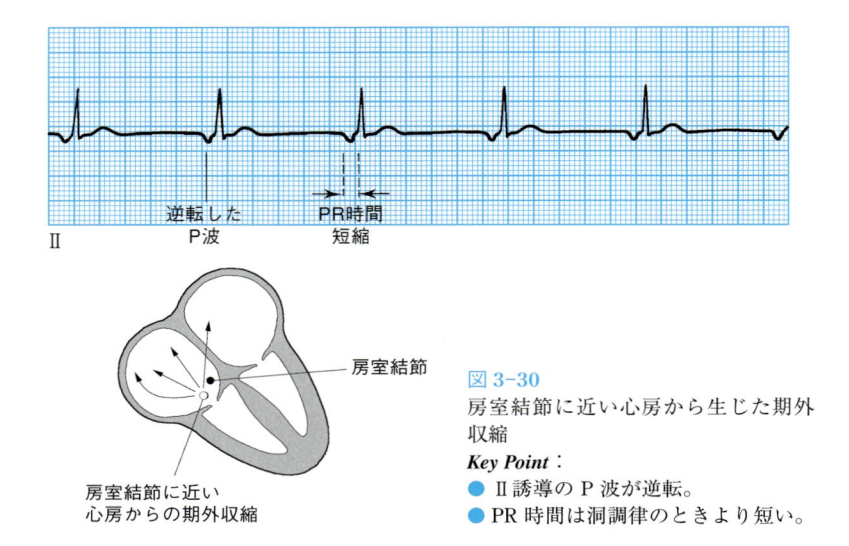

図 3-30
房室結節に近い心房から生じた期外収縮
Key Point：
● II誘導のP波が逆転。
● PR時間は洞調律のときより短い。

房室結節
房室結節に近い心房からの期外収縮

　通常は心房から伝わった刺激で心室が脱分極し，P波とQRSの1：1の関係がみられる。しかし，心房の興奮が心室に伝わらないことがときどきあり，心室が心房とは無関係に自分で興奮することもある。
　もし，すべてのQRSにP波が先行するなら，心房と心室の興奮はたぶん同じ起源に由来しているだろう。その共通の起源とはもともとは洞結節であるが，それ以外の部位でも心房と心室の両方を興奮させることはできる。たとえば，房室接合部もその1例である。
　P波の数がQRSの数より多いときは，心房興奮の一部が心室に向かう途中でブロックされている（つまり，心房興奮の一部しか心室に到達しない）か，あるいは心房興奮のすべてが房室間でブロックされている可能性がある（このとき心室は独自に補充調律を形成している）。その例を図3-31に示す。
　QRSのほうがP波よりも多いときは，房室解離（AV dissociation, p.108）と呼ばれ，心室は心房よりも高いレートで独立した調律を保っている（図3-32）。
　しかし，P波が存在しているのによく見えないことや，あるいはまったく手がかりがなくなっている可能性を忘れてはならない。すなわち，心房興奮が存在しないと断定することはそれほど簡単ではない。

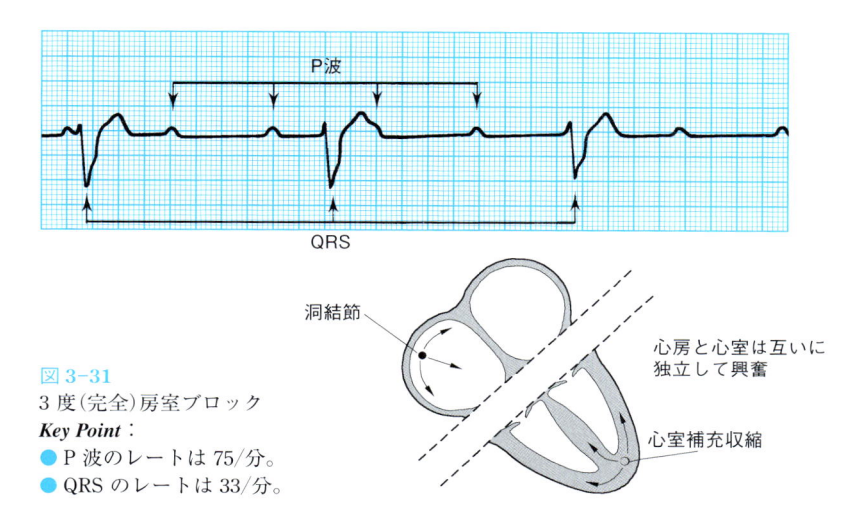

図 3-31
3 度(完全)房室ブロック
Key Point：
- P 波のレートは 75/分。
- QRS のレートは 33/分。

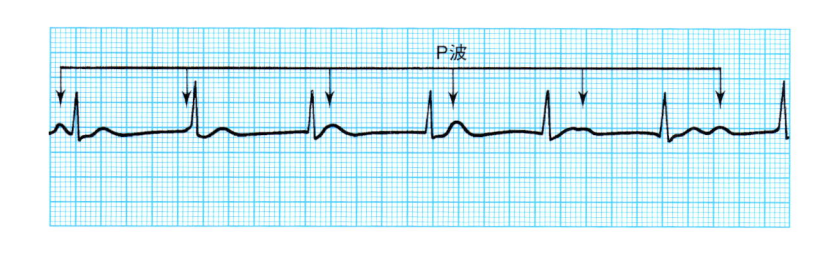

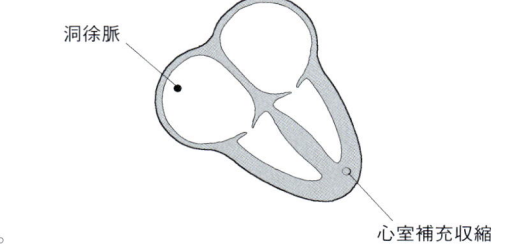

図 3-32
房室解離
Key Point：
- P 波のレートは 58/分。
- QRS のレートは 65/分。

■調律の決定

これまで述べた 7 通りの質問に沿って考えていけば，本章の前半でとりあげた調律の大半は診断できるはずである。つねに素直に判断し，不必要な点に目を奪われないようにすれば，すぐに診断のカギとなる所見が目に入る。パターンをきちんと覚えて，緊急事態にあっても迷うことなく判断できるようにすべき調律がいくつかある。それらは心停止に関わるものであり，VF, VT,

心静止[訳注3]がある。

■VTと上室頻拍をどのように鑑別するか？
VTと変行伝導を伴う上室頻拍（発作性上室頻拍のみでなく心房細動や心房粗動なども含む）はいずれも wide QRS tachycardia であり，簡単には区別できない。しかし，治療法が異なることもあり，両者の鑑別はどうしてもクリアしておかねばならない。もし病状が急を要するなら，どっちであっても直流通電で対処できる。普遍的なルールとしてお勧めしたいのは，確実にそうでないとわかるまでは wide QRS tachycardia は VT として扱う姿勢である。

臨床経過を知れば診断に役に立つ。器質的心疾患のある高齢者なら VT である可能性が高いだろうし，健常若年者なら変行伝導を伴う上室頻拍のほうが考えやすい。VT なら必ず血行動態的におかしくなっていると考えるのは早計である。かなりのあいだ負担を感じることなく，ほとんど無症状ということもないではない。逆に上室頻拍でも重症化する例がある。

以前の心電図があれば，脚ブロック型の QRS がもともとあったのか，あるいは頻拍ゆえに QRS 幅が変化したのか推測できる。しかし，以前の心電図を記録した後に脚ブロックとなったのかもしれない。定型的な左脚ブロックや右脚ブロック（第8章）になっていれば，変行伝導の割合が高い。VT であれば非定型的な QRS になりやすく，いわゆる脚ブロックとはいくぶん雰囲気が異なる。

QRS と独立した心房興奮があれば，これは VT を支持する所見であるが，この所見は VT の半数にも認められない。心房興奮が心室の興奮と独立していれば，以下のような現象が認められる：
● QRS から解離した P 波
● 融合収縮
● 心房興奮による心室捕捉

QRS から解離した P 波とは，QRS のレートよりも低いレートで現れる P 波であり，QRS とは対応していない（図3-33）。しかし，VT 中は P 波を見つけることがむずかしく，ときにはほとんど不可能となる。

融合収縮（fusion beat）とは，心房からの伝導と心室からの伝導が同時に心室を興奮させることをいう（図3-34）。

訳注3：原文の asystole は収縮停止と訳すべきであり，VF, VT, 電気収縮解離のいずれも含むものである。ここでは standstill という言葉を用いるべきであった。それを考慮して standstill の訳語にあたる心静止と訳す。

3 調律

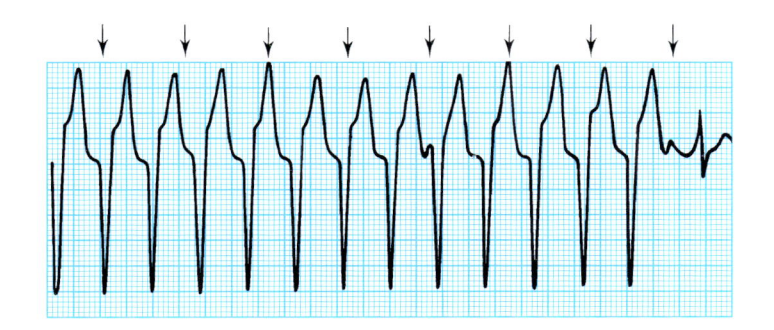

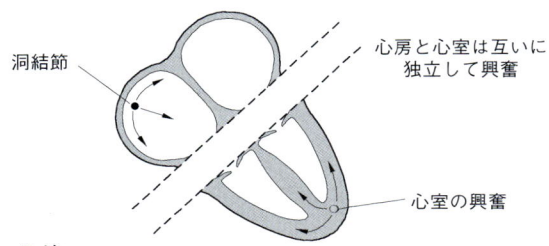

図 3-33
独立した周期をもつ P 波
Key Point：
- wide QRS tachycardia (VT)。
- 独立した周期で P 波が矢印のところで現れて，QRS の形を変形させている。
- 最後の 1 拍は，洞結節からの興奮が心室を興奮させた捕捉収縮である。

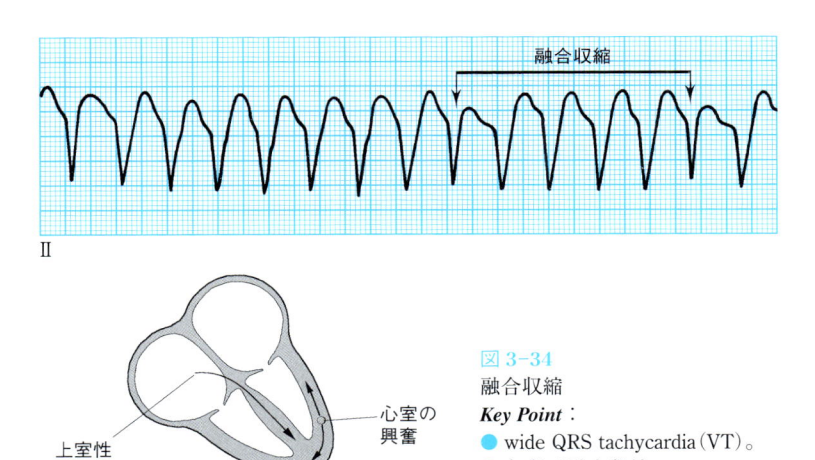

図 3-34
融合収縮
Key Point：
- wide QRS tachycardia (VT)。
- 矢印は融合収縮。

心房興奮による捕捉収縮（capture beat）とは VT 中たまたま心房からの興奮が心室に到達できたとき，QRS が正常化する現象である。この QRS には正常な P 波が先行している（図 3-35）。

ほかにも，VT の可能性が高い wide QRS tachycardia の特徴を挙げると：
● QRS 幅＞0.14 秒（小さな四角が 3.5 個）
● V_1〜V_6誘導の QRS が同じ方向を向いているもの（concordant）
● QRS の電気軸が左あるいは右に 40°以上偏位するとき

Valsalva 法などで房室結節の伝導を抑制したときレートの減少や頻拍の停止が認められれば，変行伝導を伴う上室頻拍のほうが考えやすい。

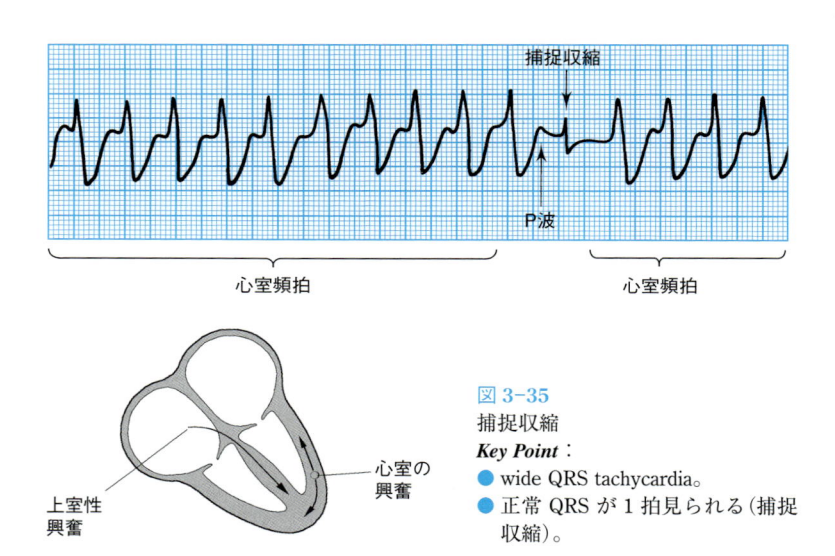

図 3-35
捕捉収縮
Key Point：
● wide QRS tachycardia。
● 正常 QRS が 1 拍見られる（捕捉収縮）。

◆上室頻拍

上室頻拍という用語は間違って使われることが多く,誤解も生じやすい。字義通り,心室より上位の組織(つまり上室)に発生する 100/分を超える調律(頻拍)はすべて上室頻拍という。上室頻拍には多くのものが含まれ,洞頻脈,心房粗動,心房細動,心房頻拍,発作性上室頻拍(房室回帰性頻拍,房室結節リエントリー性頻拍)などがある。本書で上室頻拍というときは,この広義の意味で用いられる。房室回帰性頻拍や房室結節リエントリー性頻拍のみを上室頻拍と呼ぶことがあるが,それぞれの頻拍は固有の名称で呼ぶべきであり,上室頻拍は心室より上位に発生する頻拍を包括する用語として使用することが望ましいと考える。

まとめ

調律の種類を列挙すると：
- 洞結節調律
  - 洞調律
  - 洞徐脈
  - 洞頻脈
  - 洞性不整脈
  - 洞不全症候群
- 心房調律
  - 心房頻拍
  - 心房粗動
  - 心房細動
- 房室調律（この言葉はあまり使われない）
- 発作性上室頻拍（房室回帰性頻拍と房室結節リエントリー性頻拍）
- 心室調律
  - 心室頻拍
  - 促進性心室固有調律
  - torsades de pointes
  - 心室細動
- 伝導障害
- 補充調律
- 期外収縮

調律が何かを知るために考えるべきことは：
1. 興奮はどこに生じているのか？
- 洞結節
- 心房
- 房室接合部
- 心室

2. どのように伝導しているか？
- 正常伝導
- 亢進した伝導（例：WPW 症候群）
- 伝導のブロック

4 電気軸

電気軸は，心電図のいろいろな要素の中でもとくにわかりにくいものと思われている。本当のところはそれほどむずかしくもなく，とくに謎に満ちたものでもない。きちんと学べばすんなりと理解できるし，電気軸が正常かどうかの判断法などはただ一言で言い表すこともできる。

> ◆**電気軸の簡単なルール**
> Ⅰ誘導とⅡ誘導の QRS が陽性なら，電気軸は正常。
>
> 　もし，電気軸について自信があれば，少し飛ばして本章の後半にある電気軸の異常のところから読み始めてもよい。いまひとつ自信がなければ，電気軸の意義と計測について前半部から学ぶことをお勧めしたい。

電気軸の理解と測定

■電気軸とは何か？

第1章で述べたように，通常の心臓では決まった経路を一定の規則をもって伝導が進んでいく（図 4-1）。

　わかりやすく言えば，電気軸とは心室を通り抜ける興奮波のおおよその方向を示している。心室の興奮方向をイメージすると，まず"右上"から始まって"左下"に向かう（図 4-2）。

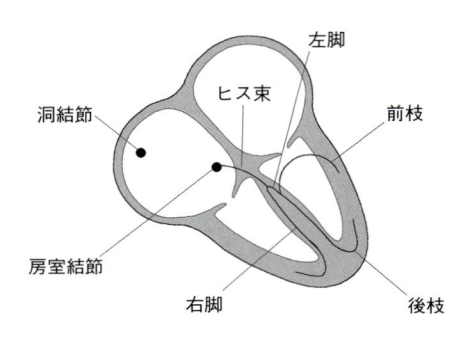

図 4-1
心臓の興奮の流れ
Key Point：
● 興奮は洞結節に始まる。
● 興奮は房室結節を経由して心室に達する。

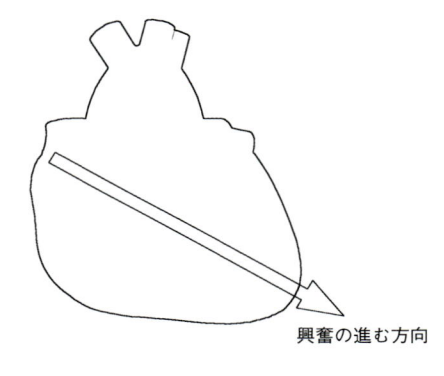

図 4-2
心臓に広がる電流のおおよその方向
Key Point：
● 右上より始まる。
● 左下に向かう。

■何を計測すれば電気軸がわかるのか？

電気軸について論じるときは，すこし厳密な表現が必要となる。そこで，電気軸は心室を通り抜けていく電気の流れの角度として表され，単位は"度(°)"を用いる。

　基準線，つまり角度が 0°となるのは，心臓から左側に水平線を引いた位置である（図 4-3）。この基準線より下方の電気軸はプラスの角度となり，反対に上に向かえばマイナスで表される（図 4-4）。つまり，心臓の電気軸は -180°〜+180°の範囲にある。第 1 章で学んだように，6 個の肢誘導はそれぞれ独自の視線で心臓を側面から見ている。この肢誘導の情報を用いることによって電気軸の角度を知ることができる（図 4-5）。それぞれの肢誘導が，どういう角度に相当するのか表 4-1 に記す。

　先に進む前に 6 個の肢誘導に対応する角度を覚えたい。各肢誘導が異なる角度をもつ視線であることが頭に入っていれば，電気軸も容易に理解できる。

4 電気軸　71

図 4-3
電気軸の基準線(0°)
Key Point：
- 0°とは左側から心臓に水平線を引いたもの。
- この基準線はⅠ誘導の視線と同じ。
- 電気軸の計測は常にこの線を基準とする。

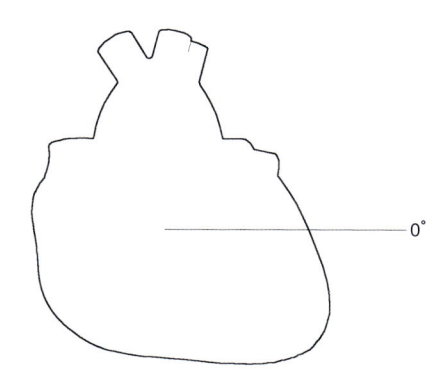

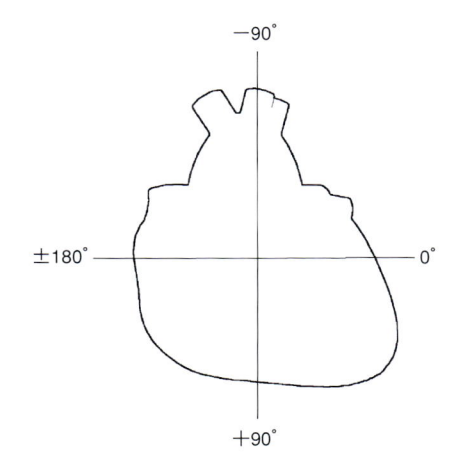

図 4-4
電気軸の角度の範囲
Key Point：
- 反時計回りはマイナス。
- 時計回りはプラス。
- 電気軸の計測は常にこの線を基準とする。

図 4-5
6個の肢誘導の視線
Key Point：
- それぞれの誘導は異なった角度から心臓を見ている。

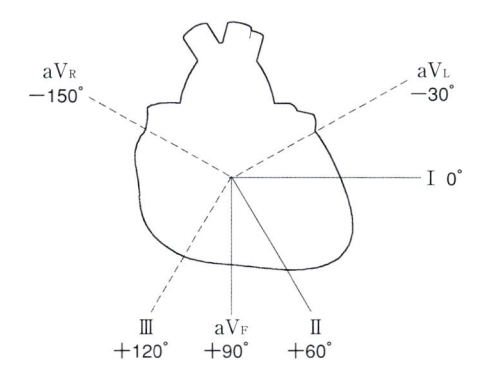

表 4-1 肢誘導とそれに対応する視線の角度

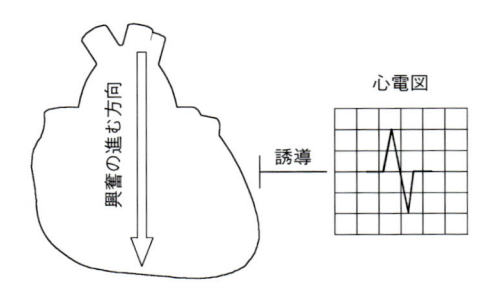

肢誘導	視線の角度
I	0°
II	+60°
III	+120°
aV_R	-150°
aV_L	-30°
aV_F	+90°

図 4-6
陽性の振れと陰性の振れが等しい QRS

Key Point：
- 興奮の方向が誘導と直交するとき，陽性の振れと陰性の振れがほぼ同じになり，QRS を平均すると 0 になる。

■肢誘導のデータからどのようにして電気軸を導き出すか？

肢誘導を見れば電気軸を知ることができる．すでに述べたことだが，以下の 3 点を思い出してほしい：

- 電気軸は心臓を流れる興奮のおおよその方向を示す．
- 肢誘導はこの興奮の流れを，それぞれ異なる視線で記録している．
- ある誘導に向かって興奮が伝播しているなら陽性の振れとなり，逆に遠ざかっていけば陰性の振れとなる．

この最後のルールからわかるように，もし誘導と直交する方向に興奮が進んでいると，QRS を平均した値は等電位線にある（陽性の振れと陰性の振れがほぼ同じで，互いに打ち消しあう）．図 4-6 にその例を示す．

この考え方にそって，II 誘導に記録される心室興奮について見てみよう．II 誘導は左下方から心臓を見上げている．心室興奮の大半がこの誘導に向かって来るので，QRS の大部分は陽性側にある（図 4-7）．aV_L 誘導は興奮の方向とは垂直な方向から心臓を見ているので，QRS の平均は等電位線上にある（図 4-8）．II 誘導と aV_L 誘導にはさまれた誘導（つまり I 誘導）では陰性部分より陽性部分がやや多い（図 4-9）．

これまでの知識をまとめると肢誘導で陽性の振れが大勢を占めているか，

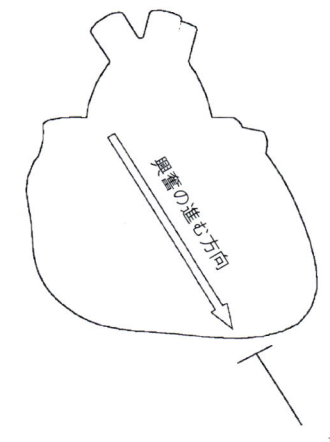

図 4-7
II誘導の QRS は陽性の振れのみ
Key Point：
● 誘導に向かってくる興奮は陽性の振れをつくる。
● 心室の興奮はII誘導に向かって進む。

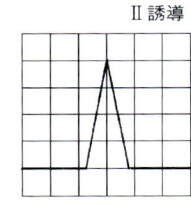

図 4-8
aV_L誘導の QRS は陽性の振れと陰性の振れがほぼ同じ大きさ
Key Point：
● 興奮が誘導と直交する方向に進むとき，陽性の振れと陰性の振れがほぼ同じ大きさになる。
● 心室の興奮は aV_L誘導に直交する方向に進む。

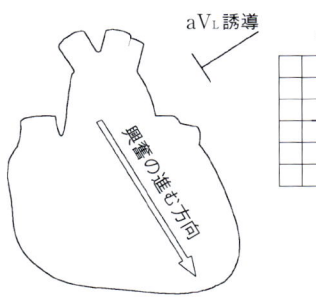

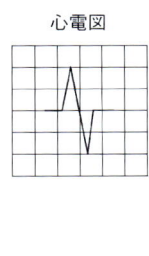

逆に陰性の振れが多いかどうかを見るだけで，電気軸の方向が推測できることは明らかである。

電気軸へのアプローチ法は2つある。1つは簡単でおおざっぱな方法，もう1つは正確だが手間のかかる方法である。

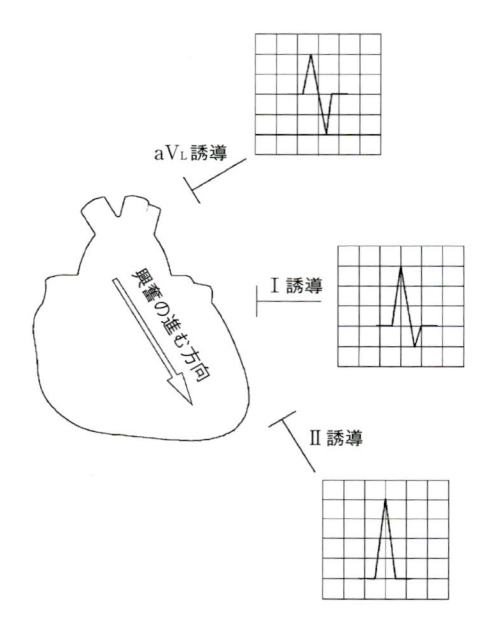

図 4-9
Ⅰ誘導の QRS は陽性成分が多い
Key Point：
- Ⅰ誘導はⅡ誘導と aV_L誘導にはさまれている。

◆"正常"な電気軸とは？

本当のところ，電気軸の正常範囲については合意が得られていない。本書では便宜上−30°〜+90°を正常とするが，+120°までを正常とすることもある。こうした食い違いは，正常と異常の間に明確な境界が存在しないことに原因がある。電気軸が+90°〜+120°のあたりは心臓になんらかの異常を認める傾向がやや高くなるというくらいの理解が妥当だろう。

■簡便な電気軸へのアプローチ

瞬時のうちに電気軸が正常かどうかを知る方法について述べる。これはただ2つの肢誘導，すなわちⅠ誘導とⅡ誘導を見るだけで十分である。

　Ⅰ誘導で陽性の振れが大きければ，電気軸は−90°〜+90°の間にある（図4-10）。もし，ちょうど−90°か+90°の電気軸なら，Ⅰ誘導の QRS は陽性成分と陰性成分が半々ということになる。つまり，Ⅰ誘導の QRS が陽性側にあるというだけで，右軸偏位（+90°より大きな電気軸）は否定できる。しかし，左軸偏位（−30°より小さな電気軸）の可能性は残る。

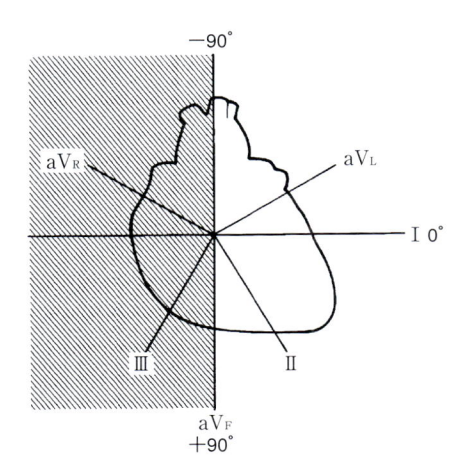

図 4-10
Ⅰ誘導の QRS に陽性成分が多いことは，その電気軸が $-90°$〜$+90°$の間にあることを示す

Key Point：
- Ⅰ誘導の QRS に陽性成分が多ければ右軸偏位は否定される。

図 4-11
Ⅱ誘導の QRS に陽性成分が多いことは，その電気軸が $-30°$〜$+150°$の間にあることを示す

Key Point：
- Ⅱ誘導の QRS に陽性成分が多ければ左軸偏位は否定される。

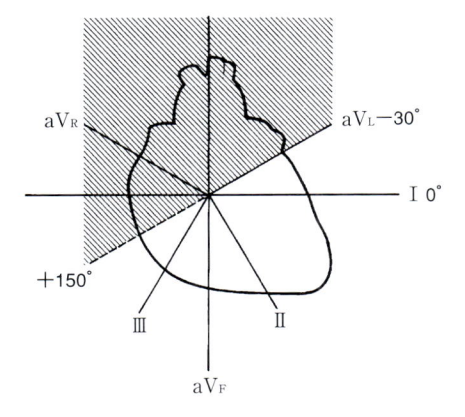

Ⅱ誘導で陽性の振れが大きければ，電気軸は$-30°$〜$+150°$の間にある（図4-11）。もし，ちょうど$-30°$か$+150°$の電気軸であれば，Ⅱ誘導の QRS は陽性成分と陰性成分が半々になる。つまり，Ⅱ誘導の QRS が陽性側にあれば，左軸偏位（$-30°$より小さな電気軸）はありえない。しかし，右軸偏位（$+90°$より大きな電気軸）の可能性は残る。

このように，Ⅰ誘導とⅡ誘導が上向きか下向きかを見るだけで，電気軸が正常か，あるいは左右の軸偏位かを区別できる。

- Ⅰ誘導とⅡ誘導のいずれの QRS も陽性側の振れが大きければ，**正常軸**。
- Ⅰ誘導が陽性，Ⅱ誘導が陰性であれば，**左軸偏位**。
- Ⅰ誘導が陰性，Ⅱ誘導が陽性であれば，**右軸偏位**。

表 4-2 電気軸の推定

I誘導	II誘導	電気軸
陽性 QRS	陽性 QRS	正常軸
陽性 QRS	陰性 QRS	左軸偏位
陰性 QRS	陽性 QRS	右軸偏位

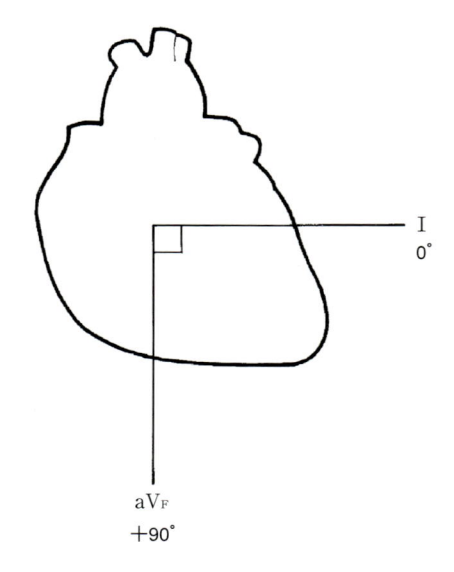

図 4-12
I誘導と aV_F誘導
Key Point：
● I誘導と aV_F誘導は互いに直交している。

表 4-2 に判定法をまとめる。
結局，電気軸について考えるときに意識すべきことは：
● 右軸偏位があるか？
● 左軸偏位があるか？
軸偏位をもたらす病態と，それにどう対処するかは章の後半で述べる。

■もっと厳密な電気軸の計測

臨床の場では電気軸の正確な数値は無用であり，軸偏位があるかないかだけで間に合う。電気軸の正確な計測はそれほどむずかしくはないが，すこし時間がかかる。ここでは，その方法について述べる。

この方法はベクトルの概念と三角法を使った角度の計算を用いる。まず，互いに直交する2つの誘導，たとえばI誘導とaV_F誘導を見てみよう（図4-12）。

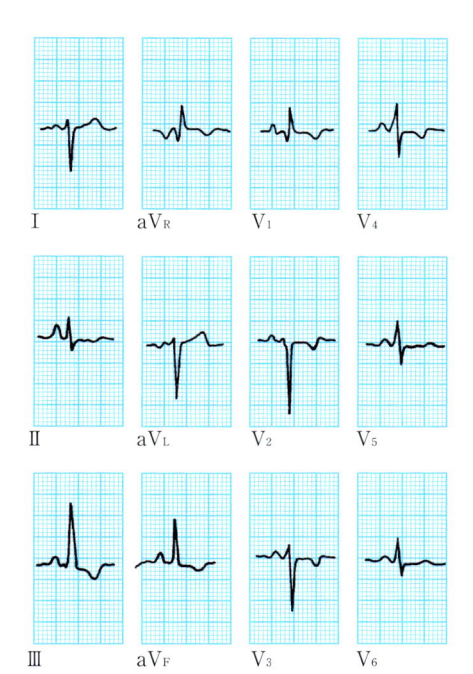

図 4-13
Ⅰ誘導とaV_F誘導における平均QRSの極性とサイズ
Key Point：
- Ⅰ誘導の平均QRSの"高さ"は $-8\,\mathrm{mm}$。
- aV_F誘導の平均QRSの"高さ"は $+9\,\mathrm{mm}$。

図 4-14
ベクトル図の作成
Key Point：
- 図4-13で得た平均QRSの"高さ"を矢印で表す。
- 電気軸は2つの矢印にはさまれた方向にある。
- 電気軸の角度を求めるには，sine，cosine，tangentなどの三角法を駆使する。

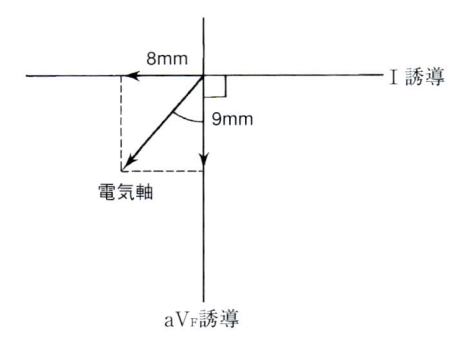

　これらの誘導でのR波高からS波高を引き算し，その値からQRSのサイズと極性を表してみる（図4-13）。極性（プラスかマイナス）は誘導に向かって興奮が進んでいるのか，それとも遠ざかっていくのかを表しており，その数値は電気の大きさを示している。両方の情報からベクトル図を作成する（図4-14）[訳注1]。

　このように，2つの誘導の情報を電卓に入れて計算すれば，興奮の進行す

る角度(つまり電気軸)が求められる。

> ◆覚えてほしいこと
> ● sine(角度) = 対辺/斜辺
> ● cosine(角度) = 底辺/斜辺
> ● tangent(角度) = 対辺/底辺

　こうして角度を求めることはできるが(図 4-15),電気軸はⅠ誘導を基準としているので,必要に応じて 90°を足したり引いたりする。図では 42°に 90°を加えて 132°が電気軸となり,本書で用いている定義によれば右軸偏位になる。この方法を自分のものとしてほしい。

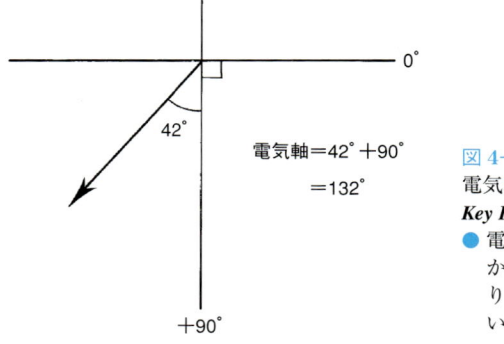

電気軸 = 42°+90°
　　　 = 132°

図 4-15
電気軸の測定
Key Point:
● 電気軸がマイナス側かプラス側かを念頭に置いて,90°を足したり引いたりすることを忘れない。

訳注 1：aV_R,aV_L,aV_F誘導は,できるだけⅠ,Ⅱ,Ⅲ誘導と同じ感度で心臓の電気現象を把握できるように大きさを補正してあるが,それでもわずかに小さめに表現される(Ⅰ,Ⅱ,Ⅲ誘導よりおよそ 10%は小さい)。そのため,Ⅰ,Ⅱ,Ⅲ誘導のみから,あるいは aV_R,aV_L,aV_F誘導のみから求めた電気軸は正確だが,両者を混ぜた情報から(たとえば図 4-12,4-14,4-15 のようにⅠ誘導と aV_F誘導の併用)求めた電気軸は厳密には正しくない。しかし,臨床的には互いに直交する誘導を使用するほうが簡便に電気軸を得られるので,このような厳密さに劣る測定法も用いられる。

> ### ◆P波とT波の軸
> ここまで心室興奮の電気軸だけを扱ってきたが，通常は電気軸といえば心室興奮を対象としたものと考えてよい。しかし，心房の興奮（P波のベクトル解析にて）や心室の再分極（T波の解析で）の電気軸も存在する。ただ，特殊な状況を除けば，ほとんど使われない。

左軸偏位があるか？

電気軸が-30°よりマイナスの値のとき左軸偏位という。正常者に左軸偏位を認めることもあるが，一般には次のような病態に関連することが多い：
- 左脚前枝ヘミブロック
- Wolff-Parkinson-White(WPW)症候群
- 下壁梗塞
- 心室頻拍

これらについて以下に述べる。

左室肥大で左軸偏位となることは稀であるし，心筋量の増大を反映するとも考えられていない（対照的に右室肥大では右軸偏位になりやすい）。むしろ，線維化による左脚前枝ヘミブロックが関与しているものである。一部のテキストには肥満や妊娠も左軸偏位をもたらすと記載してあるが，このようなことはないと考える（肥満では電気軸が左方へシフトすることはありうるが，あくまでも正常範囲内の変化にとどまる）。

■左脚前枝ヘミブロック

第1章で正常な刺激伝導系は心室中隔において左右脚に分岐することと，左脚はさらに前後の束枝に分かれることを学んだ（図4-1，p.70）。これらの束枝にも伝導ブロックが生じる（片方あるいは両方）。左脚前枝のブロックは左脚前枝ヘミブロック（left anterior hemiblock）と呼ばれ，左軸偏位の原因としてもっとも多く見られる（図4-16）。

左脚前枝ヘミブロックは原因が何であれ束枝の線維化の進行や，心筋梗塞に伴って見られる。左脚前枝ヘミブロックそのものは予後に影響しないものの，右脚ブロック（p.129参照）を伴えば，心室までの主要な3本の伝導路のうち2本がブロックされていることになり，二束ブロック（bifascicular block）

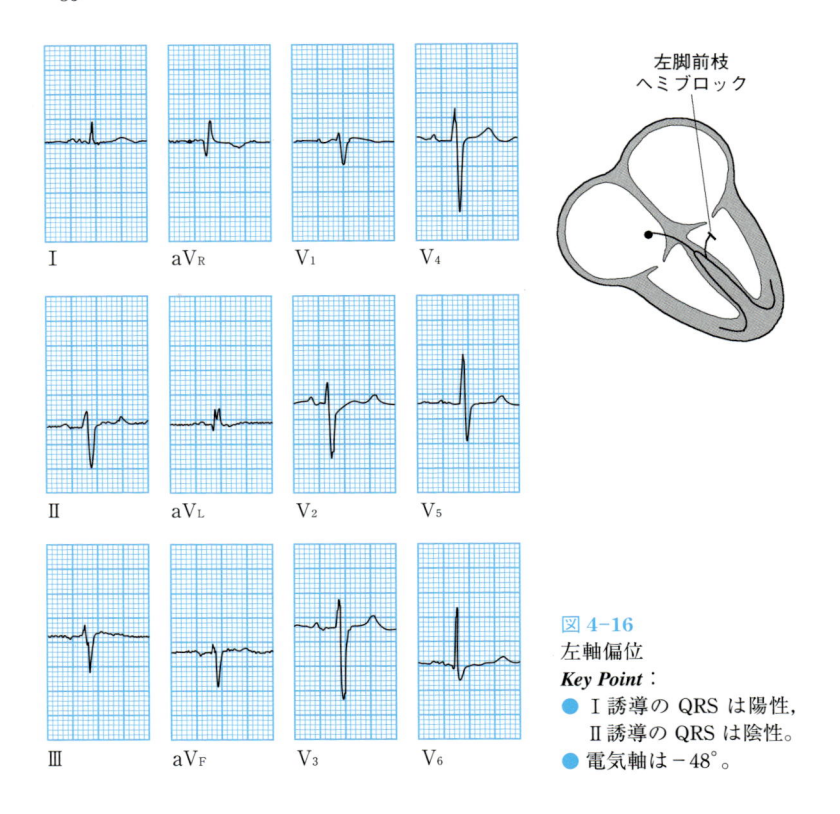

図 4-16
左軸偏位
Key Point：
- Ⅰ誘導の QRS は陽性，Ⅱ誘導の QRS は陰性。
- 電気軸は −48°。

ということになる(図 4-17)。

　複数の伝導路にブロックが生じるときの組み合わせはいろいろである。左脚の束枝が 2 本ともブロックにいたれば，通常の左脚ブロックと変わるところはない。右脚といずれかの左脚の束枝がブロックされると二束ブロックだが，二束ブロックに 1 度房室ブロック(PR 時間の延長)を伴っていれば，さらに三束ブロック(trifascicular block)の可能性がでてくる(図 4-18)。もし右脚と左脚の前後の束枝がブロックされれば，もはや興奮が心室に到達する経路は残されていないので，この状態は 3 度(完全)房室ブロックと同じ意味をもつ。

　二束ブロックの症例に失神を認めたら，それ以上に高度なブロックが記録されていなくても恒久型ペースメーカ植込みの適応となる。こうした患者は専門医に紹介することが望ましい。無症状ならば，二束ブロックあるいは三束ブロックであっても，必ずしもペースメーカの適応とはならない。

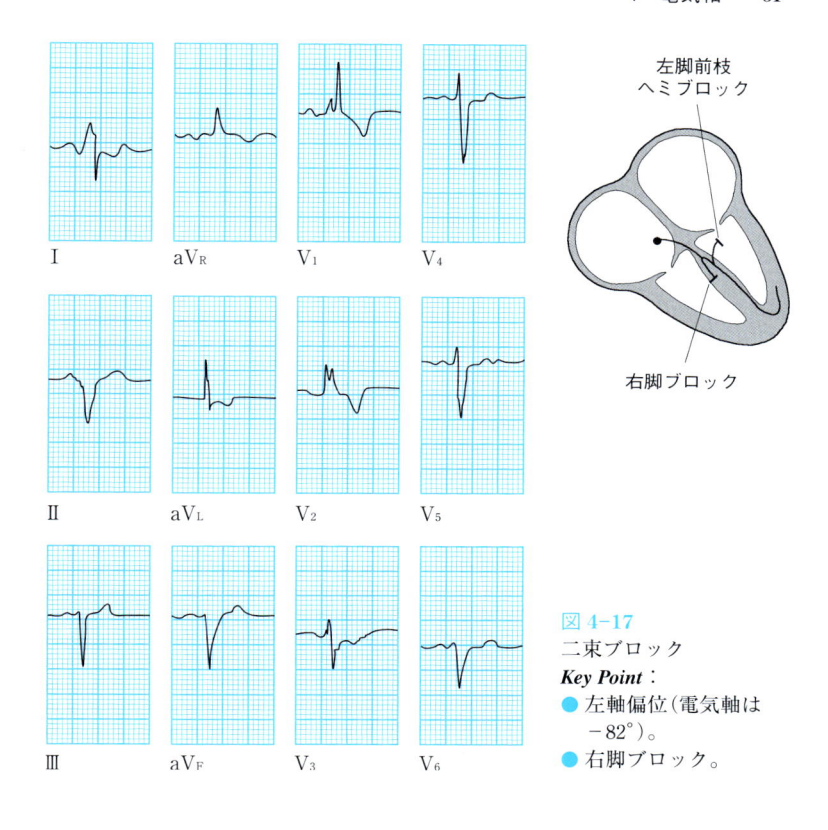

図 4-17
二束ブロック
Key Point：
- 左軸偏位（電気軸は −82°）。
- 右脚ブロック。

助言を求めよう

失神のある二束ブロックではペースメーカが必要である。専門医へのコンサルトが勧められる。

■ Wolff-Parkinson-White 症候群

Wolff-Parkinson-White（WPW）症候群では，房室結節からヒス束にいたる経路のほかに，副伝導路という別の経路が房室間を連絡している。この副伝導路が右側にあれば，WPW 症候群につきもののデルタ波などの所見とともに左軸偏位も認められるであろう。WPW 症候群への対処については 99 ページに記載されている。

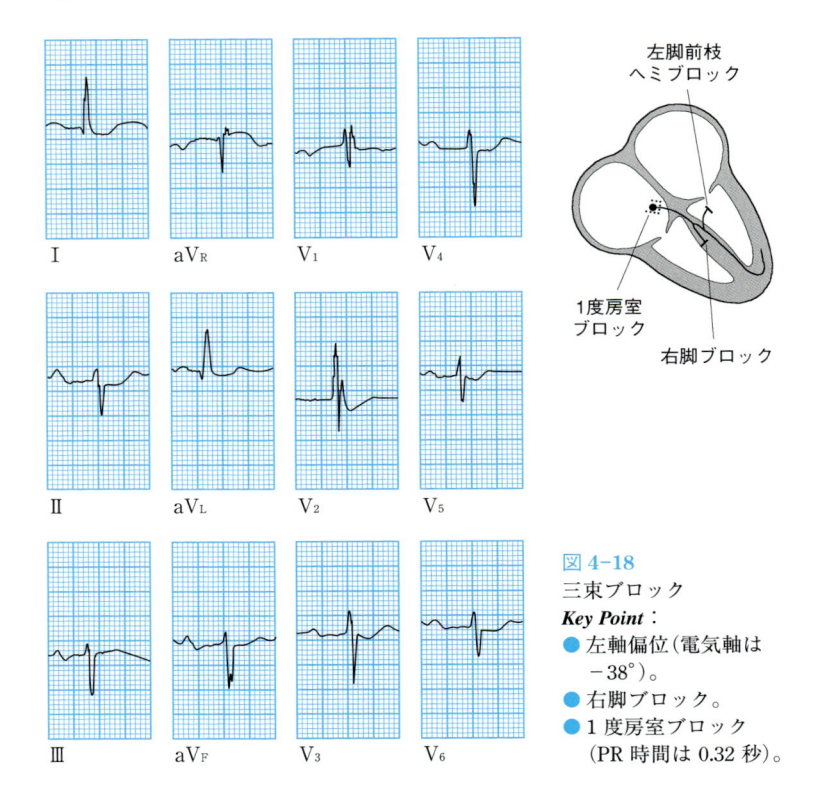

図 4-18
三束ブロック
Key Point：
- 左軸偏位（電気軸は −38°）。
- 右脚ブロック。
- 1 度房室ブロック（PR 時間は 0.32 秒）。

■下壁梗塞

下壁梗塞を特徴づける所見として，左軸偏位がある（電気軸は梗塞域から遠ざかる方向になる）。梗塞に伴う心電図変化があるので，梗塞の診断に不都合はない。心筋梗塞の診断と治療については第 9 章を参照。

■心室頻拍（左室心尖部起源のもの）

左室心尖部に起源を有する心室頻拍では，そこから周囲心筋に興奮が広がっていくので，左軸偏位を生じやすい。心室頻拍の診断と治療は 45 ページに述べた。

右軸偏位があるか？

電気軸が 90°よりプラス側にあれば右軸偏位という。正常者でも認めうるが，

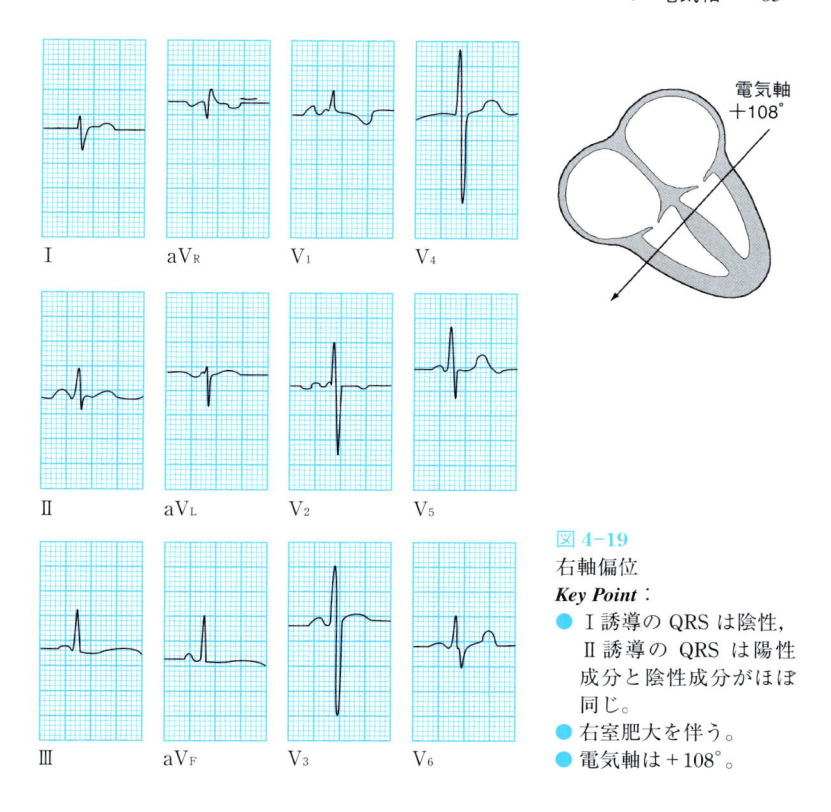

図 4-19
右軸偏位
Key Point：
- Ⅰ誘導の QRS は陰性，Ⅱ誘導の QRS は陽性成分と陰性成分がほぼ同じ。
- 右室肥大を伴う。
- 電気軸は＋108°。

しばしば次のような病態を背景とする：
- 右室肥大
- WPW 症候群
- 前側壁心筋梗塞
- 右胸心
- 左脚後枝ヘミブロック

それぞれについて述べる。

■右室肥大

右室肥大は右軸偏位の原因としてもっともよく見られる（図 4-19）。右室肥大では右軸偏位に加え，以下のような所見がある：

- V_1誘導で大きな R 波
- V_5と V_6誘導に大きな S 波

- 右脚ブロック

右室肥大がどうして起きるかは 124 ページを参照。

■Wolff-Parkinson-White 症候群

右側の副伝導路によって左軸偏位となるのと対照的に，左側に副伝導路を有するWPW症候群では，本疾患に特有の所見に加えて右軸偏位をも伴うことがある。WPW症候群の詳細は 99 ページを参照。

■前側壁梗塞

すでに述べたように，電気軸は梗塞領域から遠ざかる方向に向かう。それゆえ，前側壁梗塞では右軸偏位を伴いやすい。症状や心筋虚血に特有な心電図所見があれば，心筋梗塞は簡単に診断できる。診断と治療の詳しい説明は第9章に述べる。

■右胸心

右胸心（心臓が左ではなく，右に位置する）でも右軸偏位となるが，むしろ胸部誘導の R 波が左側にいくほど小さくなることが，右胸心を示唆する特徴的な所見である（図 8-5, p.126）。右胸心については，124 ページに詳しく述べる。

■左脚後枝ヘミブロック

左脚前枝ヘミブロックに比べると，左脚後枝ヘミブロックはかなり少ない。10,000 枚の心電図を見て，ようやく 1 枚見つかるかどうかである。それゆえ，右軸偏位を見ても左脚後枝ヘミブロックと決めつける前に，他の原因（とくに右室肥大）に思いをめぐらすべきである。左脚後枝ヘミブロックの原因と対処は左脚前枝ヘミブロックに準じる（p.79 参照）。

まとめ

電気軸について考える手順は：

1．左軸偏位があるか？

Yes なら：
- 左脚前枝ヘミブロック
- WPW 症候群
- 下壁梗塞
- 心室頻拍（左心尖部起源）

2．右軸偏位があるか？

Yes なら：
- 右室肥大
- WPW 症候群
- 前側壁梗塞
- 右胸心
- 左脚後枝ヘミブロック

5

P 波

心拍数，調律，電気軸についてチェックがすんだら，次に P 波を見てみよう。異常な P 波があれば，調律が何か考えているときにすでに気づいているだろう。ここでは，P 波についてもっと詳しく述べ，どのような変化に注目すべきかを学ぶ。

それぞれの誘導の P 波について確かめることは：
- P 波が抜けているところはないか？
- 極性が逆になっている P 波はないか？
- 電位が大きすぎる P 波はないか？
- 幅が広くなっている P 波はないか？

本章では，これらの問いにどう答えていくか，異常があればどう解釈するのかを考える。

> ### ◆P 波の起源
> 第 1 章で述べたように P 波は心房の興奮を表している。勘違いしている人もいるが，P 波は洞結節の興奮を意味するものではない。たとえ，洞結節が興奮していなくても（例：心房期外収縮）P 波は出現するし，逆に洞結節が興奮しても P 波がないこともある（例：洞房ブロック）。

P 波が抜けているところはないか？

もともと洞結節の興奮はかなり周期性が高く，信頼できる安定したペースメーカである。心房の興奮の間隔，つまり P 波と P 波の間隔はだいたい一定

であり，次にどのあたりに P 波が来るか予想することはむずかしくない（図 5-1）。

P 波のレートが変化しても正常と考えるのは，洞性不整脈くらいのものだが，顕著な洞性不整脈は 40 歳以下の若年者にはごく自然な現象である。洞性不整脈については 30 ページに述べた。

この項では，P 波の欠落について述べるが，P 波が見えなくなるパターンは 2 通りある：
● P 波がまったくない（全記録を通して P 波を認めない），
あるいは：
● ときどき P 波が抜ける（本来 P 波が出現すべきタイミングに P 波を欠く）。

■ P 波がまったくない（全記録を通して P 波を認めない）

心電図上 P 波を認めないとき，2 つの可能性がある。1 つめは，心房に調和のとれた興奮がないために P 波が見られなくなっているものである。2 つめの可能性としては，本当は P 波があるのに，ただ見えにくくなっているだけの場合である。

調和のある興奮が消失する例として心房細動がある。心房細動は心電図に P 波を欠く原因としてもっとも頻度が高い（図 5-2）。P 波がないかわりに，不規則な心房興奮を反映した低電位の揺れ（細動波あるいは f 波という）が現れる。逆に言えば，心房細動の診断は P 波がないことと，QRS がばらばらに

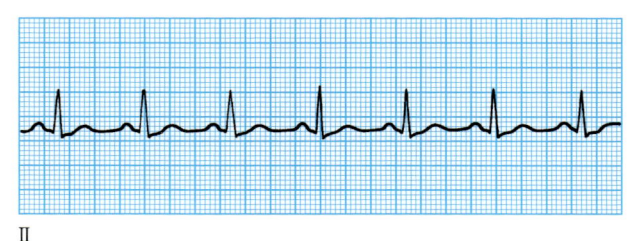

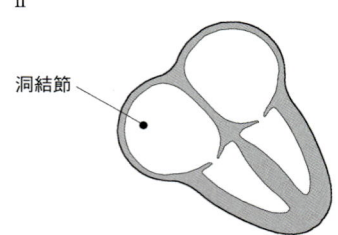

図 5-1
洞調律
Key Point：
● 規則正しい P 波。
● P 波がどこに現れるか容易に予測できる。

出現することによってなされる。心房細動の原因と治療は 37 ページで述べた。

洞停止や洞房ブロックが長く続いたときにも，P 波が完全に消失することがある（図 5-3）。洞結節が興奮していない（洞停止）か，あるいは興奮はあっても心房に伝わらない（洞房ブロック）ので，心房は興奮しない。いずれも心室停止を生じることはあるが，だいたいは補充調律によってバックアップされる（p.51 参照）。洞停止と洞房ブロックの詳細は 31 ページを参照。

P 波が見えなくなることは高カリウム血症（hyperkalemia，p.164 参照）の一徴候でもある。もし高カリウム血症を疑うなら関連する心電図異常に注意をはらうとともに，すみやかにカリウム濃度を測定する。

実際には P 波は存在するにもかかわらず，どこにあるのかわからなくなることも少なくない。頻拍レートが高ければ，頻拍の種類にかかわらず P 波は見えにくくなるので，本当に P 波がないと断定するのは慎重でありたい。正常洞調律の P 波は通常 II 誘導と V_1 誘導でもっともよく見えるので，この 2 つの誘導はとくに詳しく見るべきである。図 5-4 は心拍数 130/分の房室接合部頻拍である。ぱっと見たところ P 波はなさそうだが，よく見ると ST 部分に重なって P 波が存在する。

洞頻脈中でもレートが極端に高くなると，P 波が先行 T 波に重なるので，あるのかないのかわからなくなる（図 5-5）。

心房粗動のように心房レートが極端に高くなると，波形の変化も重なって"P 波"の同定がむずかしくなる。心房粗動の心房レートはだいたい 300/分く

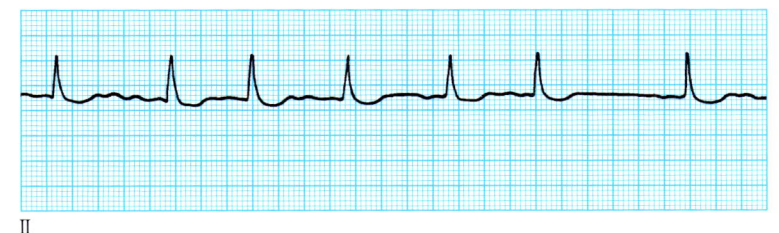

II

図 5-2
心房細動
Key Point：
● P 波がない。
● QRS はまったく不規則に現れる（irregularly irregular）。

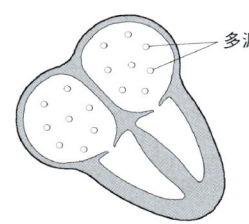

多源性の心房興奮

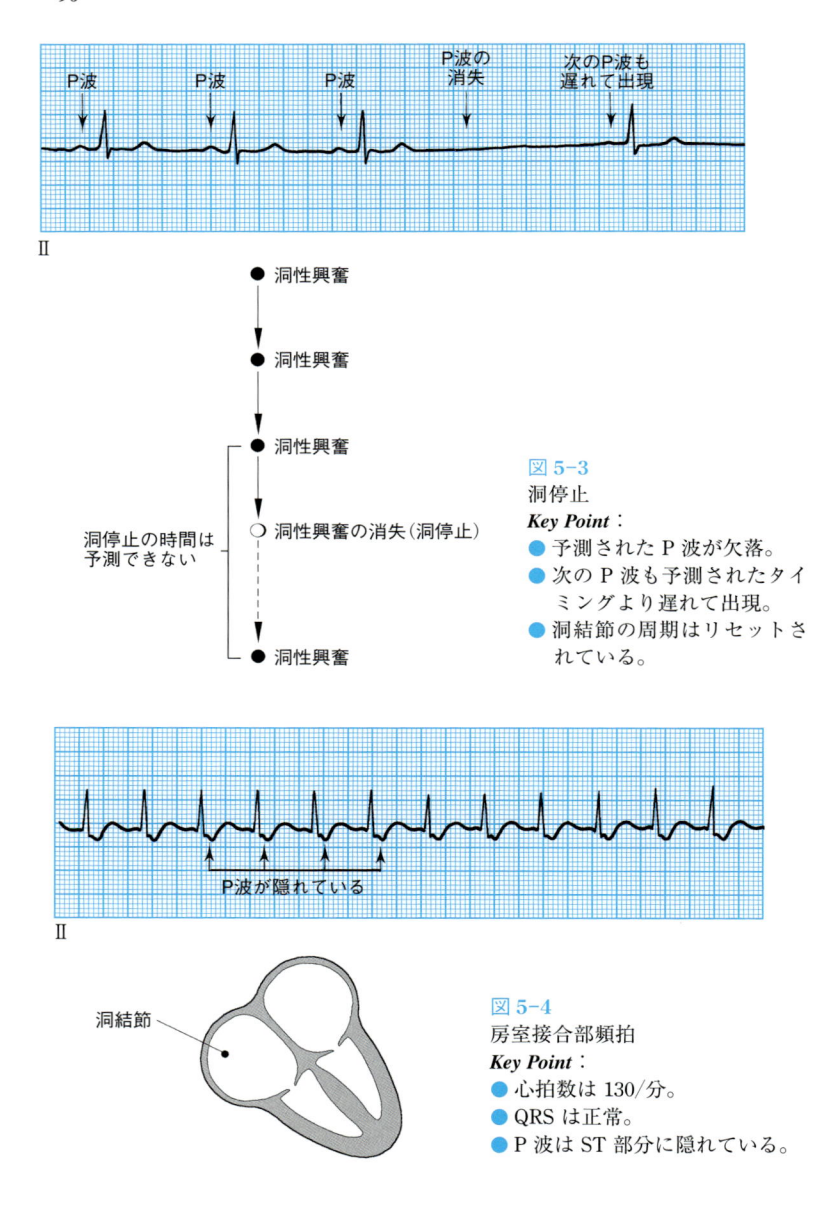

P波　P波　P波　P波の消失　次のP波も遅れて出現

II

● 洞性興奮
↓
● 洞性興奮
↓
● 洞性興奮
↓
○ 洞性興奮の消失（洞停止）
↓
● 洞性興奮

洞停止の時間は予測できない

図 5-3
洞停止
Key Point：
- 予測されたP波が欠落。
- 次のP波も予測されたタイミングより遅れて出現。
- 洞結節の周期はリセットされている。

P波が隠れている

II

洞結節

図 5-4
房室接合部頻拍
Key Point：
- 心拍数は 130/分。
- QRS は正常。
- P波は ST 部分に隠れている。

らいである。この高頻度の心房興奮によって形成される P 波は粗動波と呼ばれ，"鋸歯状"に見える。心房粗動については 34 ページを参照。

　心室頻拍中に逆行性室房伝導（心室から心房に向かう伝導）があれば，QRS

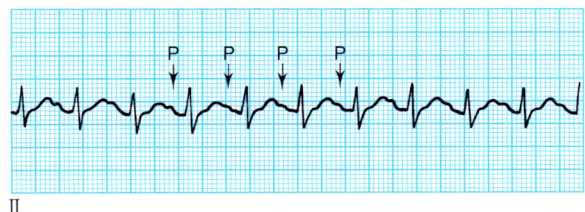

図 5-5
洞頻脈
Key Point：
● 心拍数は 130/分。
● QRS は正常。
● P 波は先行拍の T 波に重なっている。

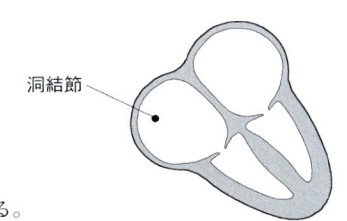

の後に P 波を認める。この P 波はわかりにくいことが多く，伝導の方向から予想されるように洞調律のときとは極性が反対になる。心室頻拍にもっと特徴的な所見は，心房と心室が独立して興奮することである。このとき QRS と P 波の間にはっきりした相互関係はない(図 3-33，p.65)。心房が独自の調律をもつことは，上室頻拍ではなく心室頻拍であることを支持する。

各調律の詳細は第 3 章にも記載してある。

■ときに P 波が抜ける

洞結節は信頼性の高い自然のペースメーカである。心電図上ときどき P 波が抜けるときは，洞結節の興奮生成の異常(洞停止)，あるいは周囲の心房筋への伝導に支障が生じている可能性がある(洞房ブロック)。

これらの心電図の例と，それぞれの鑑別は 31 ページにある。

極性が逆になっている P 波はないか？

aV_R 以外の誘導では，P 波は陽性の極性をもつ。aV_R は右上方から心房を見下ろすので，心房での興奮の流れは aV_R から見ると遠ざかる方向になる(図 1-8，p.6)。V_1 に陰性 P 波を認めることもあるが，普通はせいぜい二相性となるにとどまる(図 5-6)。

陰性 P 波に出会ったときに考えるべきことは：
● 電極のつけ間違いはないか？

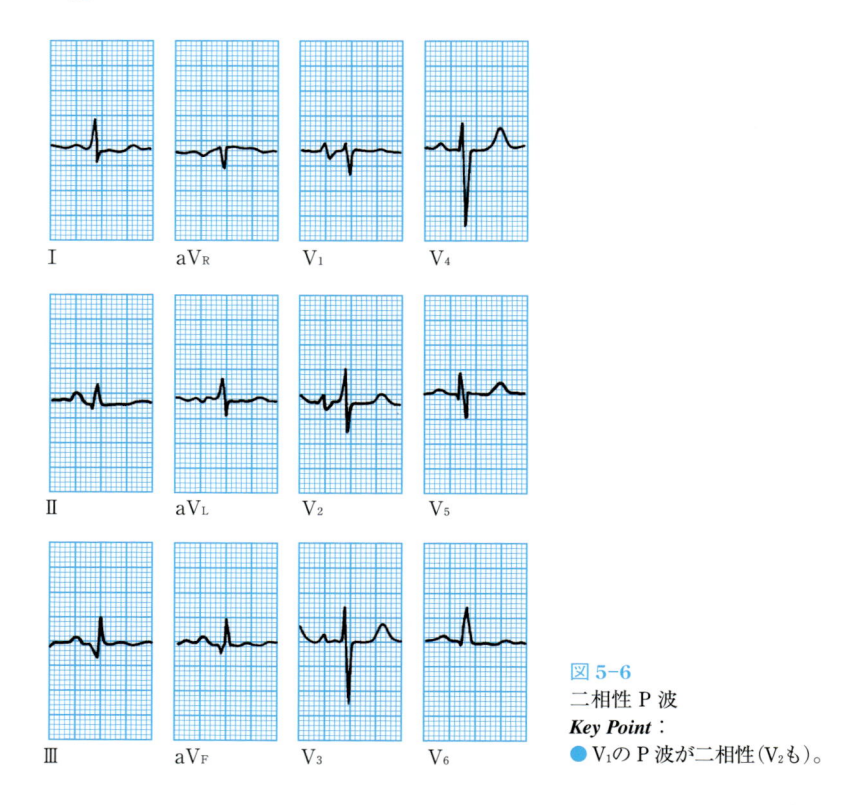

図 5-6
二相性 P 波
Key Point：
● V_1 の P 波が二相性（V_2 も）。

異常な陰性 P 波の原因としては：
● 右胸心
● 心房興奮の異常

右胸心については 124 ページで，心房興奮の異常は下に説明する。

■異常な心房興奮

正常な興奮は洞結節，心房，房室接合部の順に伝導する。もし，心房興奮が房室接合部か，その近くから発生していれば，心房内の伝導は正常と反対（逆向き）となる。ほとんどの誘導から見て，本来は興奮が向かってくるのだが，このときは遠ざかる方向になる。このため陰性 P 波が出現する（図 5-7）。

心房を逆行性に興奮させて陰性 P 波を生じる不整脈を挙げると：
● 心房期外収縮
● 房室接合部調律

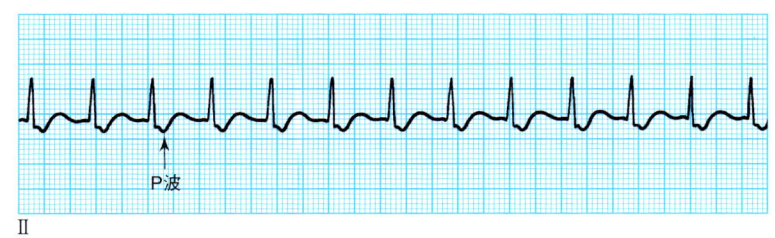

図 5-7
房室接合部頻拍
Key Point：
- 心拍数は 130/分。
- P 波は QRS の後ろにある。
- Ⅱ誘導の P 波が逆転している。

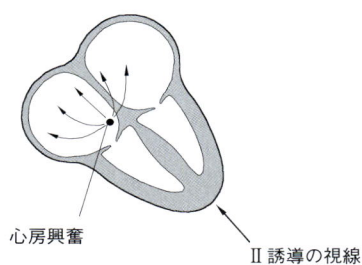

- 心室頻拍（逆伝導があるとき）
- 心室期外収縮（逆伝導があるとき）

それぞれの診断と対処法については第 3 章を参照。

大きすぎる P 波はないか？

正常な P 波は 0.25mV 以下である。電位の大きい先鋭な P 波は右房の拡張を示唆する［訳注 1］。この形の P 波はしばしば肺疾患を背景としているので，肺性 P 波と呼ばれる。その例を図 5-8 に提示する。

もし P 波が顕著に高いときは，何か理由がないか検討する（表 5-1）。

異常な P 波高は精査を要する背景が示唆される。病歴や現症に加えて，胸部 X 線（心臓のサイズや肺野の変化の検索）や心エコー（弁膜症の検出や肺動脈圧の推定）も有用となろう。

訳注 1：必ずしもこの考え方は正しくない。右房がそれほど大きくなくても，肺気腫などにより心臓の傾きが小さくなったり，洞結節からの興奮が頭側にシフトすれば，P 波は高くなりうる。

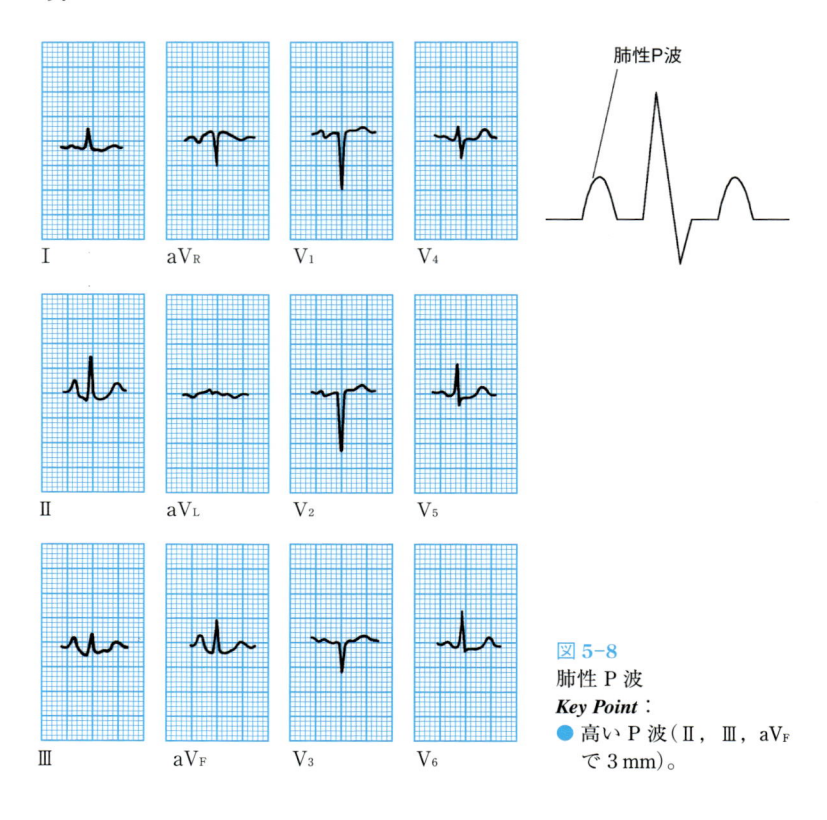

図 5-8
肺性 P 波
Key Point：
● 高い P 波（Ⅱ, Ⅲ, aV_F で 3 mm）。

表 5-1　右房拡張の原因

● 原発性肺高血圧症
● 二次性肺高血圧症
　● 慢性気管支炎
　● 肺気腫
　● 広範な肺塞栓症
● 肺動脈弁狭窄症
● 三尖弁狭窄症

幅が広くなっている P 波はないか？

正常の P 波は幅 0.12 秒以下。P 波に小さなノッチがみられる（二峰性 P 波）こともあり，右房と左房の脱分極が同期していないことを示している。しかし，深さ 0.1mV 以上の二峰性で幅の広い P 波では，左房拡張が考えられる。僧帽弁が関与する心疾患に認められることから，拡大した二峰性の P 波は僧

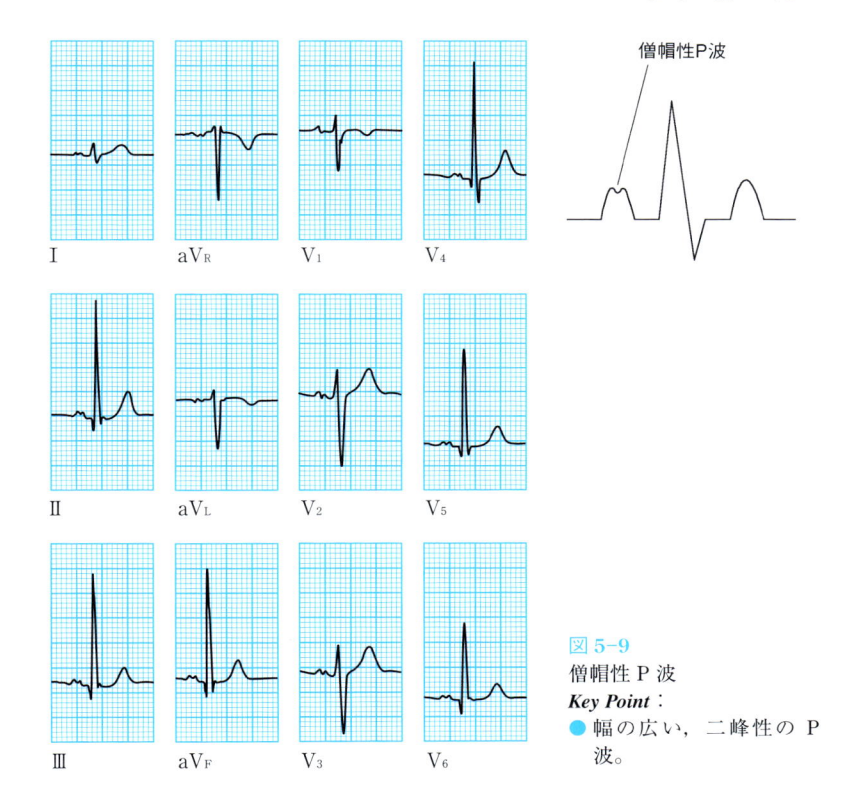

図 5-9
僧帽性 P 波
Key Point：
● 幅の広い，二峰性の P 波。

帽性 P 波と呼ばれる（図 5-9）。

　P 波が拡大するのは，左房が拡張して興奮の広がりに余計な時間がかかるためである。肺性 P 波と同じく僧帽性 P 波そのものは治療のしようはないが，背景となる病態についての評価が必要である。基礎疾患としては僧帽弁疾患が多いが，左室肥大に伴う左房拡張もある（例：高血圧，大動脈弁膜症，あるいは肥大型心筋症の症例に見られるもの）。胸部 X 線や心エコーを施行する。

まとめ

P波について考える手順は：

1．P波が抜けているところはないか？

Yes なら：

- P波がまったくない
  - 洞停止あるいは洞房ブロック（長く続いたとき）
  - 高カリウム血症
- P波はあるが，見えにくい
- P波がときどき抜ける
  - 洞停止か洞房ブロック（間欠的）

2．極性が逆になっているP波はないか？

Yes なら：

- 電極のつけ間違い
- 右胸心
- 逆行性の心房興奮

3．電位が大きすぎるP波はないか？

Yes なら：

- 右房拡張の可能性

4．幅が広くなっているP波はないか？

Yes なら：

- 左房拡張

6

PR 時間

洞結節からの興奮は心房，房室結節，ヒス束を通り抜けて心室に到達する。この間にかかる時間の大半は房室結節で費やされるが，それは房室結節での伝導がかなりゆっくりしているからである。心房興奮の開始から心室興奮の開始までの時間が PR 時間に相当する(図 6-1)。

PR 時間には比較的厳密な正常範囲というものがある。正常者では：
- 0.12 秒(小さな四角 3 個)以上
- 0.2 秒(小さな四角 5 個)以下
- 変動が少ない

連続した多くの PR 時間について次のような所見がないかを確認する：
- PR 時間が 0.12 秒より短くはないか？
- PR 時間が 0.2 秒より長くはないか？
- PR 時間に変動はないか，あるいは測定できないということはないか？

本章ではこれらの観察から，どのようにして診断にたどりつくかを述べる。

図 6-1
PR 時間
Key Point：
- P 波の開始から R 波の開始までを PR 時間という。

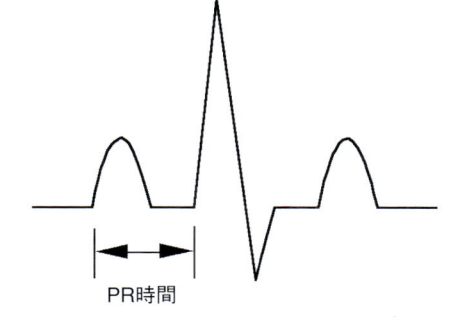

PR 時間が 0.12 秒より短くはないか？

PR 時間が 0.12 秒（小さな四角が 3 個）より短いときは，興奮が本来の房室結節を通常のかたちで通り抜けてはいないかもしれない．具体的にいえば，房室接合部に興奮の起源があり心房と心室への伝導に時間差がない場合や，洞結節の興奮が房室結節とは別の，より伝導の速い経路を通っているときにこの所見が認められる．

すなわち，PR 時間が短いときに考えられる診断は：
- 房室接合部調律
- Wolff-Parkinson-White 症候群
- Lown-Ganong-Levine 症候群

以下に，これらの鑑別と対処法を述べる．

■房室接合部調律

房室接合部が興奮すれば，その興奮が心室に下行していくのと同時に，心房にも逆行性に伝導できる．このとき，心房と心室の興奮（P 波と QRS）の時間差は洞調律のときより小さくなる（図 6-2）．

それゆえ，原因が何であれ，房室接合部から興奮が広がる次のような病態では PR 時間が短縮する：
- 房室接合部補充調律
- 房室接合部期外収縮
- 房室結節リエントリー性頻拍

これらの鑑別と対処法は第 3 章に述べた．房室接合部に近い部位からの心房期外収縮でも洞調律のときよりは PR 時間は短縮するが，0.12 秒を下回る

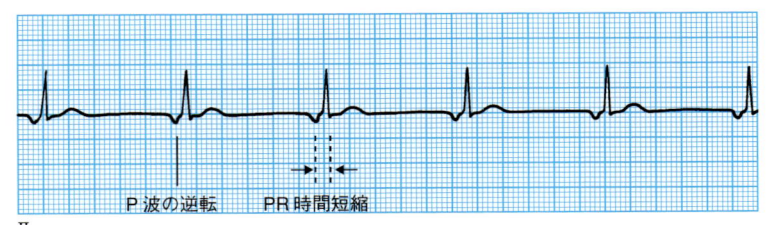

図 6-2 房室結節に近い心房からの興奮
Key Point：● II 誘導の P 波は逆転．
　　　　　　● PR 時間は II 誘導で異常に短縮している．

ことはほとんどない。

■Wolff-Parkinson-White 症候群

正常者の房室間の興奮伝導様式は唯一，房室結節，ヒス束，プルキンエ線維を通る経路のみである。しかし，ときにこの経路以外の連絡が存在する例があり，Wolff-Parkinson-White(WPW)症候群と呼ばれる(図 6-3)。

この副伝導路(ケント束 bundle of Kent)は房室結節よりも伝導が速く，早期に心室が興奮して PR 時間も短縮する。副伝導路の付着部位からの興奮伝播はプルキンエ線維を経由するものより緩徐なため，デルタ波(QRS の前半部の緩徐な立ち上がり)が現れてくる(図 6-4)。その後，正常な房室結節を

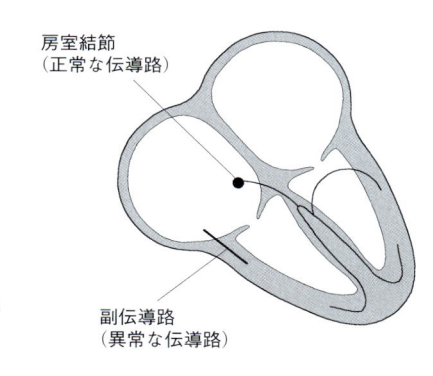

図 6-3
WPW 症候群
Key Point：
● 心房と心室をつなぐ副伝導路が存在する。

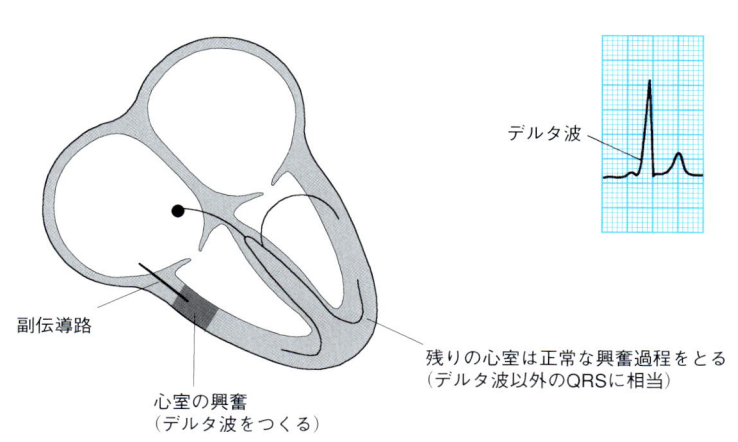

図 6-4
デルタ波
Key Point：● QRS が緩徐に立ち上がるところがデルタ波。

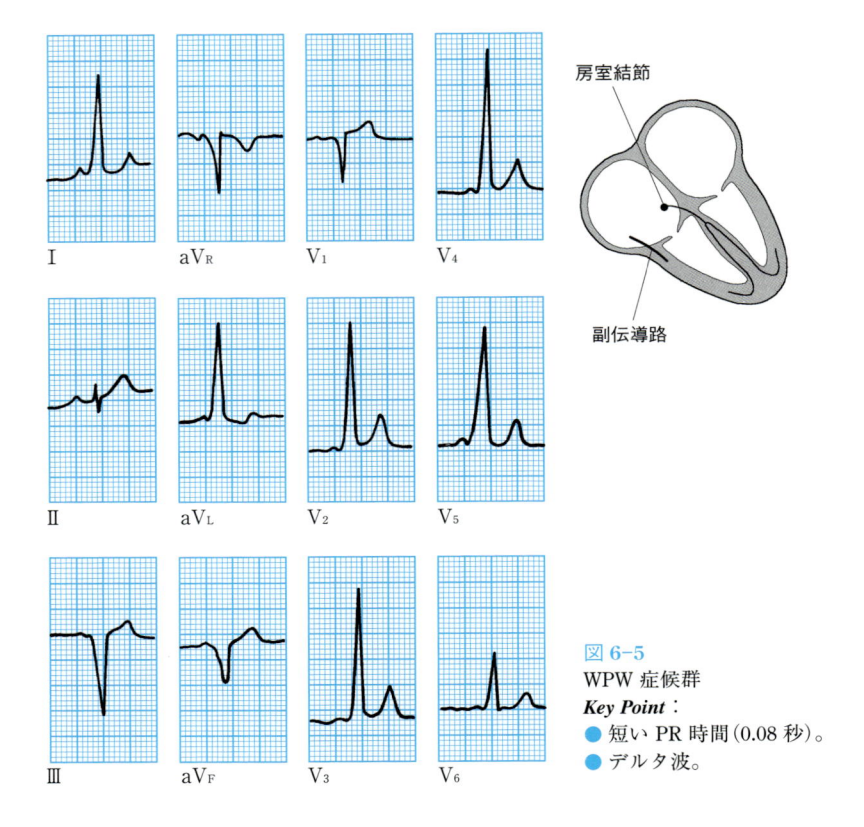

図 6-5
WPW 症候群
Key Point：
● 短い PR 時間(0.08 秒)。
● デルタ波。

通ってきた興奮も心室に到達し，こちらはすみやかに心室を興奮させる。

図 6-5 は WPW 症候群の 12 誘導心電図である。

とくに症状のない者に偶然 WPW 症候群が見つかることがある。そのうち頻拍による動悸を訴えるようになる可能性はあるが，さしあたり精査や治療は必要ない。WPW 症候群における頻拍の治療法については 46 ページに述べた。もし，WPW 症候群の患者に外科手術が予定されているときは，麻酔医に WPW 症候群であることを伝えておくことが望ましい。

■**Lown-Ganong-Levine 症候群**

Lown-Ganong-Levine (LGL) 症候群も副伝導路 (ジェイムス束 bundle of James) が関与する病態である。ジェイムス束は WPW 症候群のケント束とは異なり，心室に直接つながる伝導路ではなく，心房とヒス束を連絡している (図 6-6)。

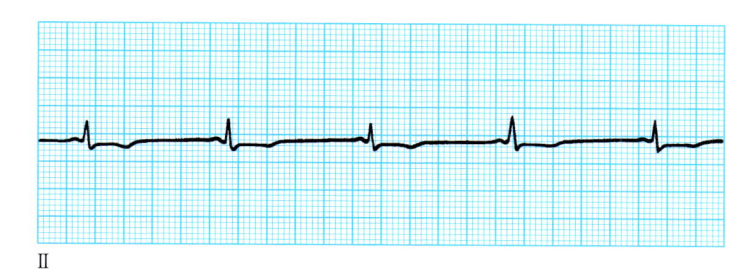

Ⅱ

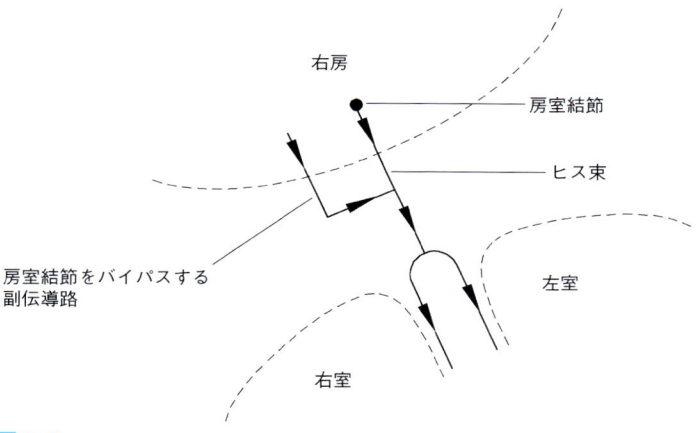

図 6-6
Lown-Ganong-Levine 症候群
Key Point： ● 短い PR 時間 (0.08 秒)。
　　　　　　　● デルタ波は認めない。

　この副伝導路も房室結節より伝導が速いので，PR 時間が短縮する。しかし，心室内の興奮伝播は正常なので，デルタ波は認めない。WPW 症候群と同様に LGL 症候群でも頻拍が発生する頻度が高いが，かなり珍しい疾患である。

助言を求めよう

PR 時間が短縮している患者が動悸を訴えるときは専門医に紹介する。

PR 時間が 0.2 秒より長くはないか？

PR 時間の延長はよく見られる所見であり，房室結節の伝導が遅延していることを意味する。常に PR 時間が延長し，かつすべての QRS に P 波が先行していれば，1 度房室ブロックと呼ばれる。

迷走神経活動の亢進は房室結節の伝導を抑制するので，迷走神経活動亢進による洞徐脈といっしょに見られる 1 度房室ブロックは生理的な所見である。1 度房室ブロックを認める可能性のある病態を列挙する：

- 虚血性心疾患
- 高カリウム血症
- 急性のリウマチ性心筋炎
- Lyme 病
- 薬剤
  - ジゴキシン
  - キニジンなどの抗不整脈薬
  - β 遮断薬
  - 一部のカルシウム拮抗薬

図 6-7 は 1 度房室ブロックの例である。

病歴，ことに服用している薬剤については念入りに聞き出すことが重要である。

1 度房室ブロックは症状もなく，それ以上進展しないことが多い。それゆ

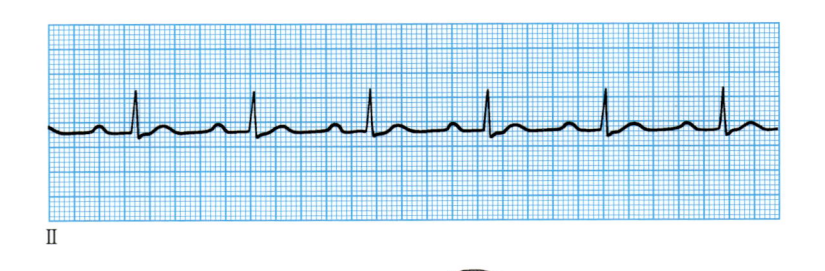

図 6-7
1 度房室ブロック
Key Point：
- 長い PR 時間(0.31 秒)。

え，1度房室ブロックそのものを治療する必要はないが，上述のような背景をもつことがあるので注意したい（その背景も対処不要のことが多いが）。1度房室ブロックはペースメーカの適応とはならない。

PR時間に変動はないか，あるいは測定できないということはないか？

本来PR時間は一定であるが，ときには延びたり縮んだりする。P波の後ろにQRSがなく，PR時間が測定できないこともある。

いずれにしても，房室伝導になんらかの問題が生じている。P波とQRSの関係を明らかにすれば，病態の鑑別が可能となる：

- PR時間が次第に延びて，やがてP波の後ろのQRSが欠落するときはMobitz Ⅰ型房室ブロック
- PR時間は正常のまま変動しないが，ときにQRSが抜けるときはMobitz Ⅱ型房室ブロック
- QRSを伴うP波とQRSを欠くP波が交互に見られるときは2：1房室ブロック
- P波とQRSが互いに独立して現れているときは3度（完全）房室ブロック

以下に，それぞれの房室ブロックについて述べ，心電図も提示する。

■Mobitz Ⅰ型房室ブロック

Mobitz Ⅰ型房室ブロックは2度房室ブロックの1つであり，Wenckebach型とも呼ばれる。その特徴は：

- PR時間が次第に延びて，やがてP波の後ろのQRSが欠落する。
- その後，PR時間は正常化して，同じパターンを繰り返す。

図6-8にその例を示す。Mobitz Ⅰ型房室ブロックは房室結節内の伝導遅延によるものと考えられる。迷走神経活動の亢進によって生じやすいので，夜間によく見られる。また，広範な伝導系の障害に起因することもある。Mobitz Ⅰ型房室ブロックは良性の房室ブロックであり，著しい徐拍による症状が出現しないかぎり，恒久型ペースメーカの植込みは要さない。

急性心筋梗塞に伴う2度房室ブロックは，梗塞部位によってはペーシングが必要となることがある。たとえば前壁梗塞では3度（完全）房室ブロックへの進展に備えて，予防的に一時的ペーシングも行われるが，基本的にはあと

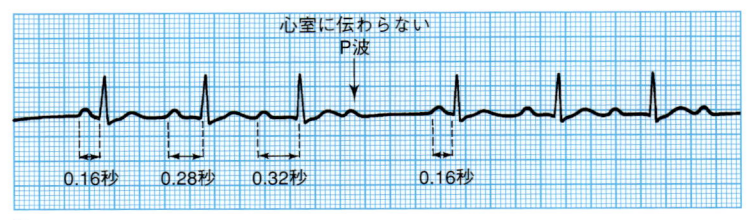

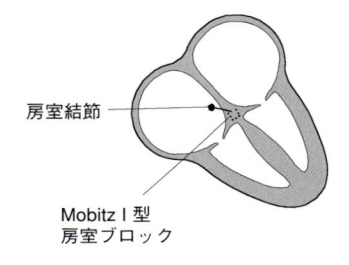

図 6-8
Mobitz I 型房室ブロック
Key Point：
- PR 時間が進行性に延長。
- ときに P 波の後ろの QRS が抜ける。
- PR 時間は再び正常となり，同じパターンを繰り返す。

で述べる Mobitz II 型のケースが多い。一方，下壁梗塞では Mobitz I 型であり，徐拍による症状や血行動態の悪化が見られないかぎり，一時的ペーシングの必要はない。また外科手術に先立って Mobitz I 型房室ブロックが認められる症例では，周術期に予防的に一時的ペーシングを行うこともある。このあたりについては麻酔医や心臓専門医と相談する。なお，単に Mobitz 型というときは Mobitz II 型のみを指す。まぎらわしいので，Mobitz I 型という用語より Wenckebach 型というほうが好まれる。

助言を求めよう

Mobitz I 型房室ブロックでも外科手術に先立ってペーシングが必要になることがある。すみやかに専門医の助言を求めよう。

■Mobitz II 型房室ブロック

Mobitz II 型房室ブロックも 2 度房室ブロックの 1 つである。その特徴は：
- ほとんどの P 波に QRS が続く。
- PR 時間は正常で固定している。
- ときに，QRS を欠く P 波が見られる。

図 6-9 にその例を示す。

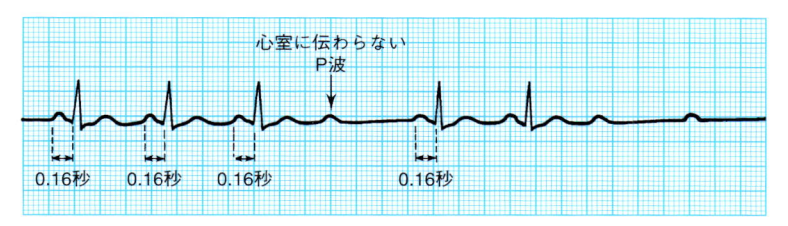

0.16秒　0.16秒　0.16秒　　　　0.16秒

心室に伝わらないP波

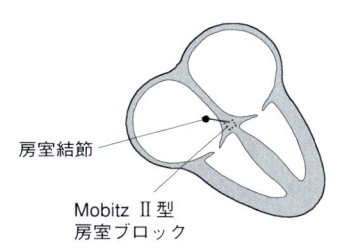

図 6-9
MobitzⅡ型房室ブロック
Key Point：
● PR 時間は正常で一定。

房室結節
MobitzⅡ型房室ブロック

　MobitzⅡ型房室ブロックは房室結節よりも下位，すなわちヒス束内かそれ以下に伝導障害が起きている。突然，3度(完全)房室ブロックに進展することがあるので，MobitzⅠ型房室ブロックよりも重篤なブロックである。ペースメーカ植込みの適応となる可能性が高く，専門医への紹介が望ましい。

助言を求めよう

　MobitzⅡ型房室ブロックはしばしばペーシングを要する。すみやかに専門医の助言を求める。
　繰り返すが，急性心筋梗塞や周術期に限らず，MobitzⅡ型房室ブロックに対するペーシングの適応は，MobitzⅠ型房室ブロックよりも高い。

■ 2：1 房室ブロック

2：1 房室ブロックは 2 度房室ブロックの中の特殊なタイプであり，QRS を伴う P 波と QRS を欠く P 波が交互に見られる(図 6-10)。
　2：1 房室ブロックでは PR 時間が延長するタイプか，固定したタイプかを知ることができないので，MobitzⅠ型か MobitzⅡ型かを判別することはできない。

心室に伝わらないP波　　心室に伝わるP波

心室に伝わるP波　　心室に伝わらないP波

房室結節

2：1房室ブロック

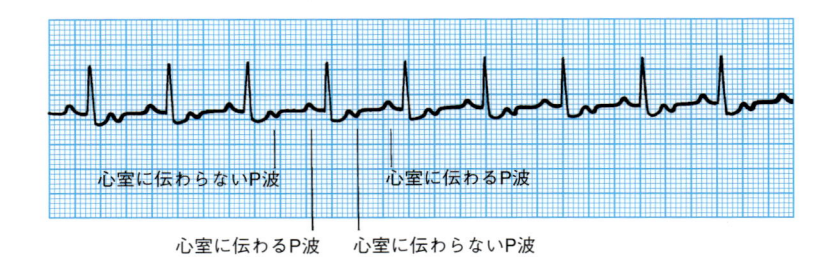

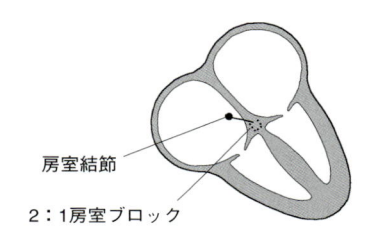

図 6-10
2：1房室ブロック
Key Point：
● QRSを伴うP波と，QRSを伴わないP波が交互に現れる。

■ 3 度房室ブロック

3度房室ブロック（完全房室ブロック）では心房興奮がまったく心室に伝わらないため，心房と心室は互いに独立した調律となる。P波はQRSと解離し，QRSはたぶん心室補充調律である（p.51）。例を図6-11に示す。

3度房室ブロックの特徴は：

- ● P波はQRSよりもレートが高い
- ● P波とQRSは解離している
- ● 房室結節あたりにブロックが生じ，ヒス束から興奮が生じてQRS幅は狭くなる。
- ● 房室結節よりずっと下流でブロックが生じると，左脚または右脚のペースメーカが興奮を作り，QRS幅は広くなる。

留意すべきことは，3度房室ブロックは洞調律以外の調律と共存することである。つまりP波がへんな形をしていたり，P波そのものを欠くことすらある。幅の広いQRSの徐拍（15～40/分のことが多い）を見たら3度房室ブロックの可能性について考慮すべきである。

急性の下壁梗塞でも，自覚症状や血行動態の悪化を伴う3度房室ブロックがあればペーシングを要する。**前壁梗塞に3度房室ブロックが出現するときは，梗塞領域が広範であること（結果的に予後不良となる）が示唆される。自覚症状や血行動態の状況にかかわらず，一時的ペーシングの適応となる**。3

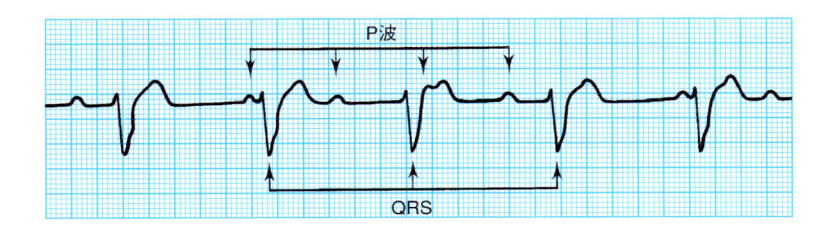

図 6-11
3 度房室ブロック
Key Point：
- P 波（心房）のレートは 85/分。
- QRS（心室）のレートは 54/分。
- 幅の広い QRS。
- P 波と QRS に相互関係がない。

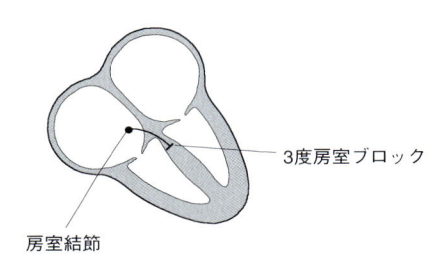

3度房室ブロック
房室結節

度房室ブロックを有する患者が外科手術を受けるときも，一時的ペーシングを行うほうが無難であろう。

　高齢者では，3 度房室ブロックによる心不全，めまい，転倒，あるいは意識消失は稀ではない。このような症例は恒久型ペースメーカの適応である。

　先天性の 3 度房室ブロックはあまり多くない。治療については専門医の意見を求めたい。若年者に新たに 3 度房室ブロックが出現したときは，Lyme 病の可能性を念頭に置く。この疾患はスピロヘータ（*Borrelia burgdorferi*）の感染に起因するものであり，第 2 病期には 1〜3 度房室ブロックを生じることがある。一時的にペーシングを必要としても，抗生物質が効果を発揮すれば，房室ブロックは完全に改善する。

助言を求めよう

3 度房室ブロックはペーシングを要することが多い。すみやかに専門医の助言を求める。

◆房室解離

房室解離という用語は 3 度房室ブロックと同じような意味で使われることがあるが，これは正しくない。房室解離は心室（QRS）のレートが心房（P 波）のレートを上回るときに生じるものであり，心房より心室のレートが低い 3 度房室ブロックとは異なる。房室解離は洞徐脈のときに房室接合部や心室から補充調律が発生するときに観察される。洞徐脈でなくても房室接合部や心室の発火頻度が高まったときにも房室解離となる。

まとめ

PR 時間の評価の手順は：
1. PR 時間が 0.12 秒より短くはないか？

Yes なら：
- 房室接合部調律
- Wolff-Parkinson-White 症候群
- Lown-Ganong-Levine 症候群

2. PR 時間が 0.2 秒より長くはないか？

Yes なら：
- 1 度房室ブロック
  - 虚血性心疾患
  - 低カリウム血症
  - 急性のリウマチ性心筋炎
  - Lyme 病
  - 薬剤（ジゴキシン，キニジンなどの抗不整脈薬，β 遮断薬，一部のカルシウム拮抗薬）

3. PR 時間に変動はないか，あるいは測定できないということはないか？

Yes なら：
- 2 度房室ブロック
  - Mobitz I 型（Wenckebach 型）
  - Mobitz II 型
  - 2：1 房室ブロック
- 3 度房室ブロック

7

Q 波

PR時間の計測がすんだら,今度は各誘導のQRSに目を向けよう。まずQ波を探すことから始めるが,QRSの最初の振れが下向きならそれがQ波である(図7-1)。

各誘導のQRSを見るときに最初に考えることは:
- "病的な"Q波はないか？

本章ではQ波の異常をどう解釈するかを述べる。

"病的な"Q波があるか？

Q波が存在したら,それは正常であるかをまず考える。

正常でははじめからQ波がない誘導が少なくない。一方,左側から心臓を見る誘導(Ⅰ,Ⅱ,aV_L,V_5,V_6)に見られる小さなQ波(q波と表記することもある)は正常所見である。これは中隔の興奮であり,中隔が左から右に興奮するため"中隔性"Q波と呼ばれる(図7-2)。

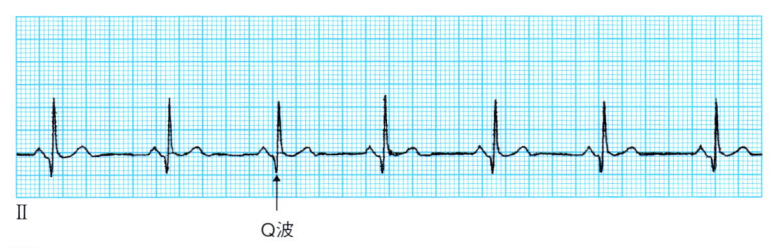

Ⅱ　　　　　Q波

図 7-1
Q 波
Key Point：● QRSの最初が下向きなら,それがQ波。

図 7-2

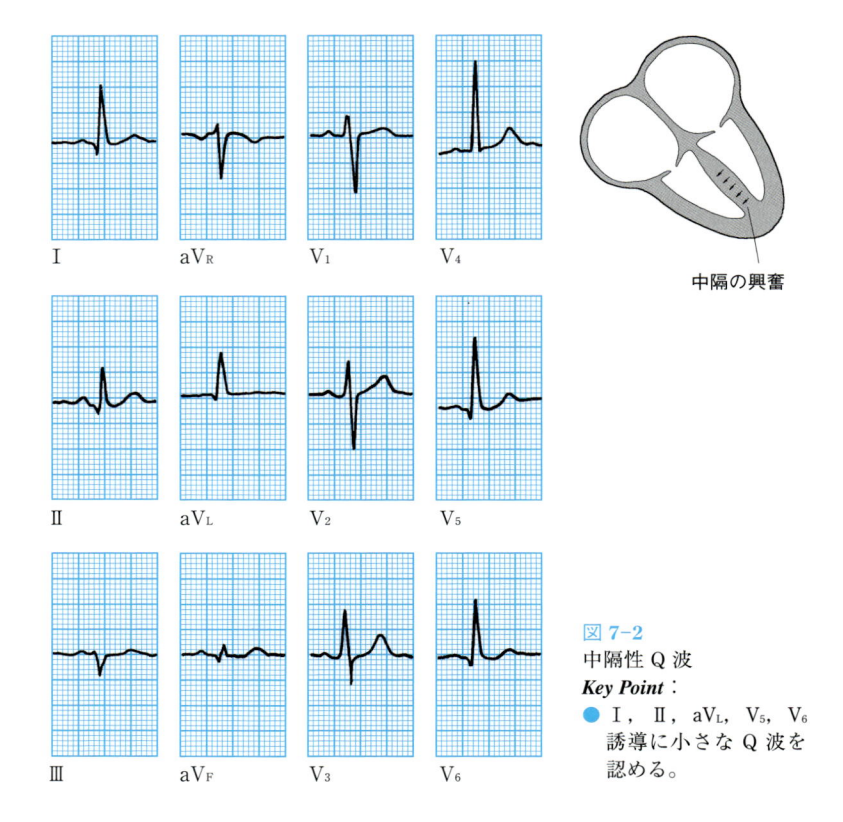

中隔性 Q 波

Key Point：
- I，II，aV_L，V_5，V_6 誘導に小さな Q 波を認める。

　III誘導に見られる小さな Q 波も正常のことが多く，しばしば陰性 T 波も伴う。これらは深く息を吸ったときには消失する(図 7-3)。aV_R誘導の Q 波は正常所見である。

　他の誘導に見られる Q 波は"病的"であることが多い。とくに：
- 2 mm 以上の深さがある
- 次に続く R 波の 25% 以上の深さがある

同時に，または単独で，
- 1 mm 以上の幅をもつ

以上の基準を超える Q 波が存在したときは，以下の病態を考慮する：
- ST 上昇型心筋梗塞
- 左室肥大
- Wolff-Parkinson-White 症候群
- 脚ブロック

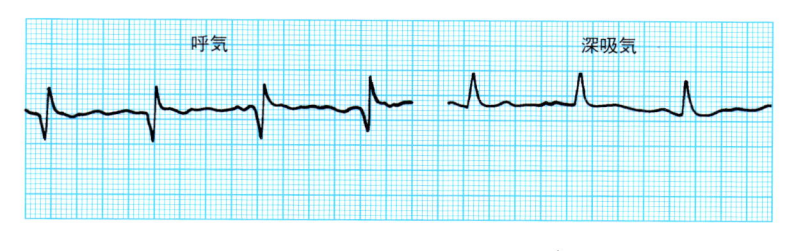

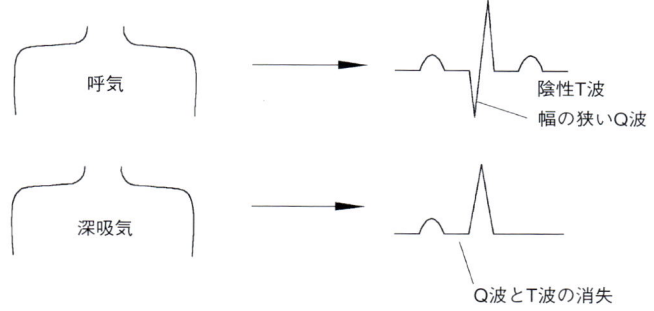

図 7-3
Ⅲ誘導での正常な Q 波
Key Point：● Ⅲ誘導での幅の狭い Q 波。
● 深呼吸により Q 波と T 波が消失する。

引き続いて心筋梗塞 (myocardial infarction)，左室肥大 (left ventricular hypertrophy) と Wolff-Parkinson-White 症候群について述べる。脚ブロックについては第 8 章で取り上げる。

もともとⅢ誘導では正常者でも Q 波を認めやすいが，サイズや形から異常と思われる Q 波が出現していれば：

● 肺塞栓の 1 つの特徴でもある。

これはしばしば引用される"古典的"な $S_I Q_{III} T_{III}$ パターンの一部である。しかし Q_{III} が"病的な"Q 波の基準を満たすことは稀であり，肺塞栓でもっともよく見られる所見はむしろ頻脈である。

■ST 上昇型心筋梗塞

Q 波は梗塞発症の数時間後から現れ始め，90％の症例ではずっと残る。したがって，Q 波の存在だけから心筋梗塞発症時期を推測することはできない。梗塞に特有なほかの所見にも言えることだが，異常 Q 波が分布する誘導から梗塞領域を知ることができる（表 9-2 参照，p.144）。

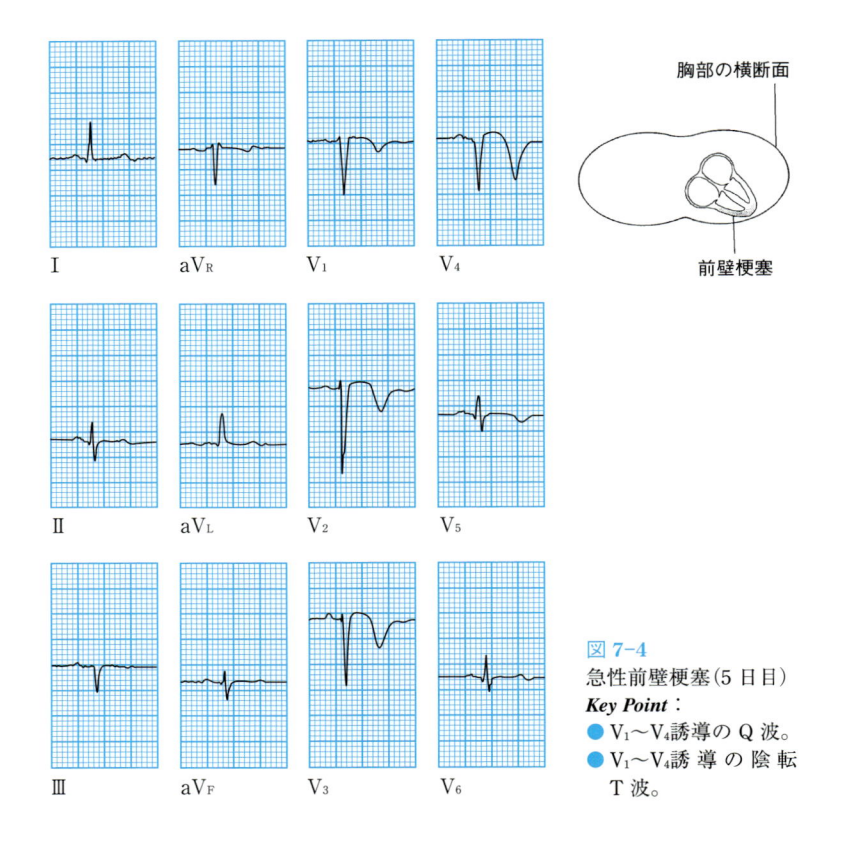

図 7-4
急性前壁梗塞(5 日目)
Key Point：
● V_1〜V_4誘導の Q 波。
● V_1〜V_4誘導の陰転 T 波。

　図 7-4 は前壁梗塞発症 5 日目の心電図である。V_1〜V_4誘導に Q 波を認める。

　図 7-5 は 2 年前に下壁梗塞を発症した患者の心電図である。Ⅱ，Ⅲ，aV_F 誘導に異常 Q 波がある。

　急性心筋梗塞は症状（胸痛，吐き気，発汗）と心電図変化（とくに ST 部分の上昇）から容易に診断でき，心筋マーカーの上昇によって確診される。急性心筋梗塞の管理については 140 ページに詳しく述べる。

対処を急げ

急性心筋梗塞は緊急事態である。すみやかな診断と治療を要する。

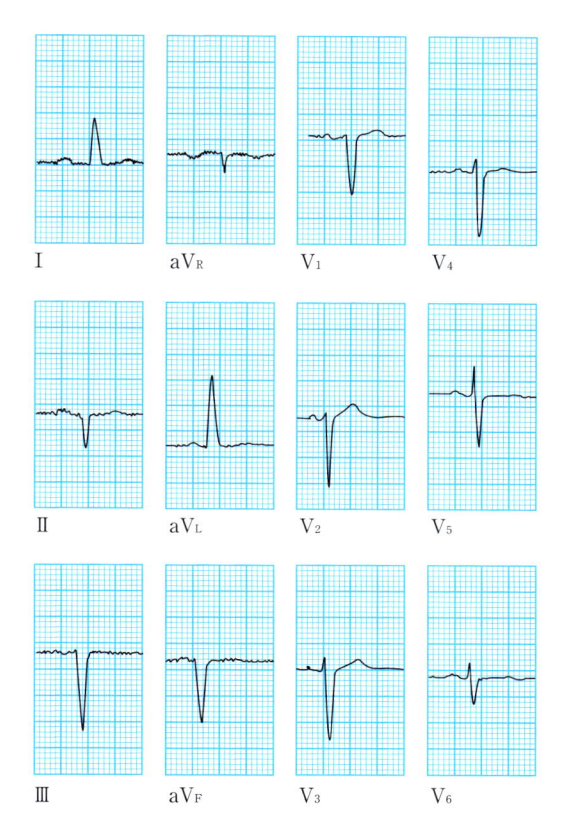

図 7-5
下壁梗塞(2 年後)
Key Point：
- Ⅱ，Ⅲ，aV_F 誘導の Q 波。
- 左軸偏位を認める。

◆心筋梗塞でなぜ Q 波が生じるか？

心筋梗塞で生じた心筋領域の壊死により Q 波が生じる。壊死領域の誘導では電気的興奮はもはや記録されないため，その誘導では心臓の外側からではなく内側をのぞきこむように心室筋の興奮を記録することになる。

興奮波は心臓の内側から外側に向かって興奮するので，心室の内側から興奮を記録する誘導では，電気的興奮は誘導から遠ざかる方向になる。そのため，心電図上では陰性の振れ，つまり Q 波が見られる。

検診などで"偶然に"Q波が見つかったら，病歴を詳細に検討する必要がある。問診で以下の点を確認する：
- 過去に心筋梗塞の既往があったか。
- 心筋梗塞を疑わせる症状が過去にあったか。
- 最近，心筋虚血を思わせる症状があったか。

心筋梗塞の約20%は痛みがなく，"無症候性"であることに留意したい。異常Q波が病的かどうか判断できなければ，次の検査を行う：
- 運動負荷心電図（第16章）
- 心エコー検査
- 心臓MRI
- 核医学心筋血流イメージング
- 冠動脈造影

専門医に相談すれば，どの検査を行えばよいか教えてくれるはずである。

■ 左室肥大

本章の冒頭で，心室中隔の興奮に由来する小さな（中隔性）Q波は正常所見であることを述べた。肥大により心室中隔の心筋量が増加（そのため興奮によって生じる電気量も増加する）すれば中隔性Q波はより深くなる。

左室肥大はしばしば中隔をまきこむので，心臓を左側や下方から見る誘導では，しばしば深いQ波が見られる（図7-6）。

左室肥大については第8章でさらに詳しく述べる。

■ Wolff-Parkinson-White（WPW）症候群

WPW症候群のデルタ波は心室の早期興奮を表しており，いくつかの誘導では（副伝導路の位置によっては）陰性に振れることがあり，とくに下方誘導にみられる場合には心筋梗塞と誤って診断されがちである。

WPW症候群については第6章で詳しく述べている。

図 7-6
左室肥大
Key Point：
- 異常に大きい QRS。
- V_4, V_5誘導の Q 波。

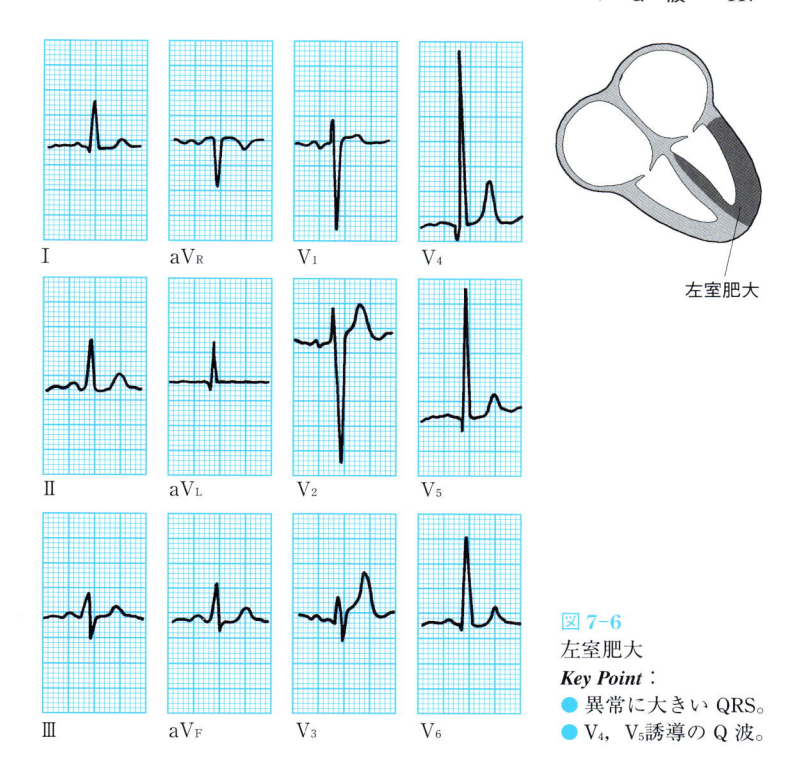

まとめ

Q 波は次のような観点から考える：

1. "病的な"Q 波はあるか？

Yes なら：
- ST 上昇型心筋梗塞
- 左室肥大
- Wolff-Parkinson-White 症候群
- 脚ブロック

また，
- 肺塞栓（ただし定義上"病的"Q 波の基準を満たすことは稀）

8

QRS

誘導ごとに QRS の形は異なる(図 8-1)。
　QRS の大きさや形に注意して次の 4 つのことを考えよう：
- 大きすぎる R 波や S 波はないか？
- QRS は小さすぎないか？
- QRS の幅は広すぎないか？
- 異常な形の QRS はないか？

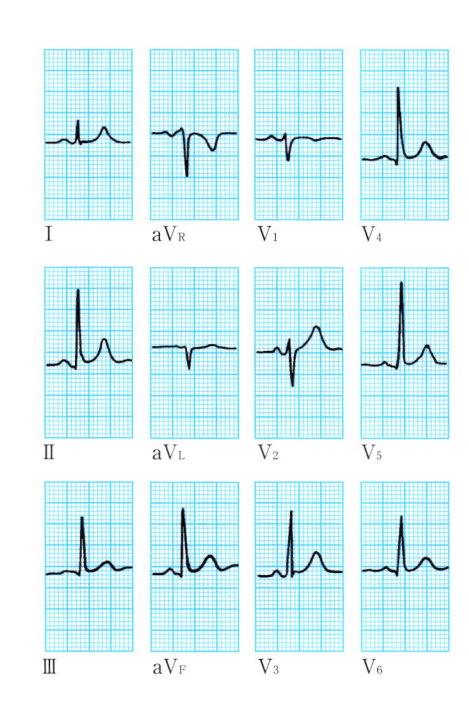

図 8-1
正常 12 誘導心電図
Key Point：
- QRS は各誘導により異なる。

本章では QRS の異常を判断できるようにする。

大きすぎる R 波や S 波はないか？

正常心電図の R 波の高さや S 波の深さは各誘導によって異なる（図 8-1）。正常心電図では：
- R 波の高さは V_1 から V_5 にかけて増高する。
- V_1，V_2 誘導では R 波は S 波より小さい。
- V_5，V_6 誘導では R 波は S 波より大きい。
- R 波は高くてもその高さは 25 mm を超えない。
- S 波は深くてもその深さは 25 mm を超えない。

各誘導で R 波，S 波が基準を満たすかどうか確認する。もしおかしなところがあれば：
- 心電図の較正が間違っていないか（1mV＝10 mm でなくてはならない）を確かめる。

較正が正しければ，次のどれに該当するか考えてみよう：
- 左室肥大
- 右室肥大
- 後壁梗塞
- Wolff-Parkinson-White 症候群
- 右胸心

次にこれらの病態について述べる。

QRS 幅が異常ならば：
- 脚ブロック（本章の後半参照）を考える。

■左室肥大

左室肥大（LVH）では，左室に注目する誘導（つまり I，aV_L，V_5，V_6 誘導）で R 波は高くなり，右室を見ている誘導（つまり V_1, V_2 誘導）では反対に（"鏡像"的に）S 波が深くなる。

　左室肥大の心電図診断には，さまざまな感度・特異度の多くの基準がある。一般に，診断基準というものは特異度は高い（基準に一致する患者が左室肥大である確率が 90％を超える）が，感度は低い（左室肥大の患者の 40〜80％を見逃してしまう）。診断基準には以下のようなものがある。

- 肢誘導で：
  - aV_L誘導のR波が11 mmを超える。
  - aV_F誘導のR波が20 mmを超える。
  - aV_R誘導のS波が14 mmを超える。
  - I誘導のR波とIII誘導のS波の合計が25 mmを超える。
- 胸部誘導で：
  - 左胸部誘導のR波が25 mmを超える。
  - 右胸部誘導のS波が25 mmを超える。
  - V_1誘導のS波とV_5あるいはV_6誘導のR波の合計が35 mmを超える (Sokolow-Lyon基準)。
  - 胸部誘導の中で最も高いR波と最も深いS波の合計が45 mmを超える。

Cornell基準ではV_3誘導のS波とaV_L誘導を測定し，その合計が男性で28 mm，女性で20 mmであれば左室肥大としている。

Romhilt-Estesスコアでは，5ポイントが左室肥大，4ポイントで左室肥大の疑いと定めている。下記に準じてスコア化する。

- 3ポイント ── (a) 肢誘導のR波またはS波が20 mm以上
  - (b) 右胸部誘導のS波が25 mm以上
  - (c) 左胸部誘導のR波が25 mm以上
- 3ポイント ── ジギタリスを服用していない患者のST・T波の変化〔典型的なストレイン(strain)〕(ジギタリスを服用している場合は1ポイント)
- 3ポイント ── V_1誘導のP-terminal forceが深さ1 mm，幅0.04秒以上
- 2ポイント ── 左軸偏位(−15°を超える)
- 1ポイント ── QRS幅が0.09秒を超える
- 1ポイント ── V_5またはV_6誘導の近接様効果(QRSのはじめからR波の最高点までの時間)が0.05秒を超える

図8-2はLVH患者の心電図である。

心電図上でLVHの徴候がある場合には，さらに次のような"ストレイン"パターン(圧負荷や肥大を示唆する心電図変化)が見られるかもしれない：

- ST部分の低下
- T波の陰転

"ストレイン"を伴うLVHは図9-16を参照のこと。

LVHの確診には心エコーを行う。治療は原因に対する治療となる(表8-1)。

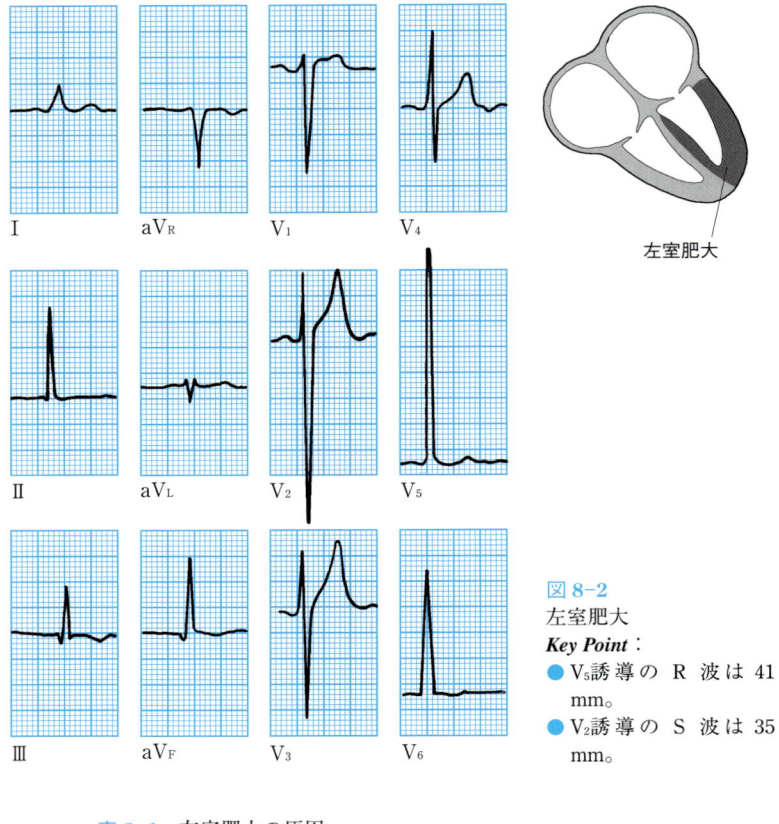

I	aV_R	V_1	V_4
II	aV_L	V_2	V_5
III	aV_F	V_3	V_6

図 8-2
左室肥大
Key Point：
- V₅誘導の R 波は 41 mm。
- V₂誘導の S 波は 35 mm。

表 8-1　左室肥大の原因
- 高血圧
- 大動脈弁狭窄症
- 大動脈縮窄症
- 肥大型心筋症

■右室肥大

右室肥大(RVH)は右室を見る誘導，とくに V₁誘導で"高い"R 波(つまり S 波より大きい)を生じる。RVH の心電図上の特徴は：

- 右軸偏位(第 4 章参照)
- V₅, V₆誘導での深い S 波
- 右脚ブロック

"ストレイン"に伴う所見は：

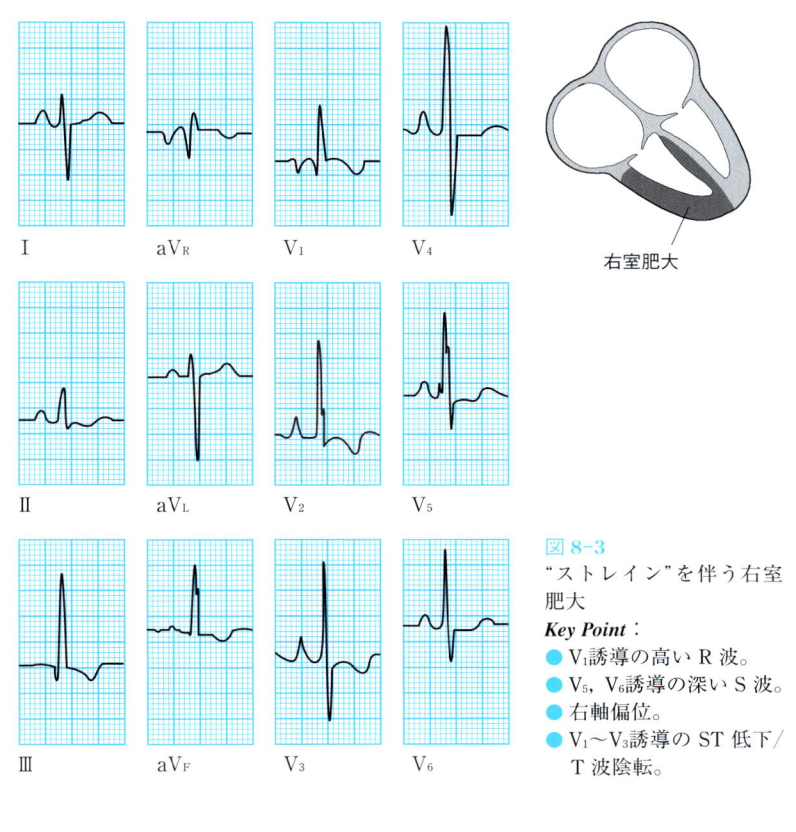

図 8-3
"ストレイン"を伴う右室肥大
Key Point：
- V_1誘導の高い R 波。
- V_5, V_6誘導の深い S 波。
- 右軸偏位。
- V_1〜V_3誘導の ST 低下/T 波陰転。

表 8-2　右室肥大の原因
- 肺高血圧症
- 肺動脈弁狭窄症

- ST 部分の低下
- T 波の陰転

図 8-3 は"ストレイン"を伴う RVH の心電図である。

RVH が疑われるときは，その原因をさがす（表 8-2）。RVH の治療は原因そのものをターゲットにすべきである。

■後壁梗塞

後壁梗塞は V_1 誘導に"高い"R 波を認める疾患の 1 つだが，心筋梗塞のなかでは頻度は低い（表 8-3）。

表 8-3　V_1 誘導における"高い"R 波の原因
- 右室肥大
- 後壁梗塞
- WPW 症候群（左側副伝導路）

胸部誘導から見たとき，左室後壁の梗塞は前壁梗塞などとは極性が逆転した変化を見せる。つまり，V_1〜V_3 誘導において梗塞につきものの病的 Q 波，ST 部分の上昇，陰性 T 波のかわりに，それらの鏡像にあたる R 波，ST 低下，先鋭で大きな T 波が出現する（図 8-4）。

急性心筋梗塞の管理については第 9 章に詳しく述べる。

対処を急げ

急性心筋梗塞は緊急事態である。迅速な診断と治療が必要。

■Wolff-Parkinson-White 症候群

短い PR 時間と V_1〜V_3 誘導に高い R 波を見たら，Wolff-Parkinson-White（WPW）症候群を考える（p.99 参照）。WPW 症候群には副伝導路（ケント束）が存在し，房室結節やヒス束を通らずに直接心房から心室へと伝導する興奮がある。

電気生理学的検査を行えば副伝導路の正確な位置がわかるが，およその目安として V_1〜V_3 誘導の高い R 波は左側副伝導路を，V_1〜V_3 誘導の深い S 波は右側副伝導路と考えてよい。

WPW 症候群への対処については第 6 章に述べた。

■右胸心

右胸心（dextrocardia）では心臓が左寄りではなく右側に位置している。正常者のような胸部誘導における R 波の自然な増高はなく，むしろ次第に低下してくる（図 8-5）。さらに I 誘導の P 波が陰転し，右軸偏位も見られる。**右側胸部で記録すれば，正常者の左側胸部誘導と似た波形が記録される**。

右胸心が疑われたら心尖拍動の位置を確かめる。胸部 X 線写真により診断が確定する。右胸心に対する治療は不要だが，患者によく説明して関連する症候群（例：Kartagener 症候群 —— 右胸心，気管支拡張症，副鼻腔炎）の有無を確認する。

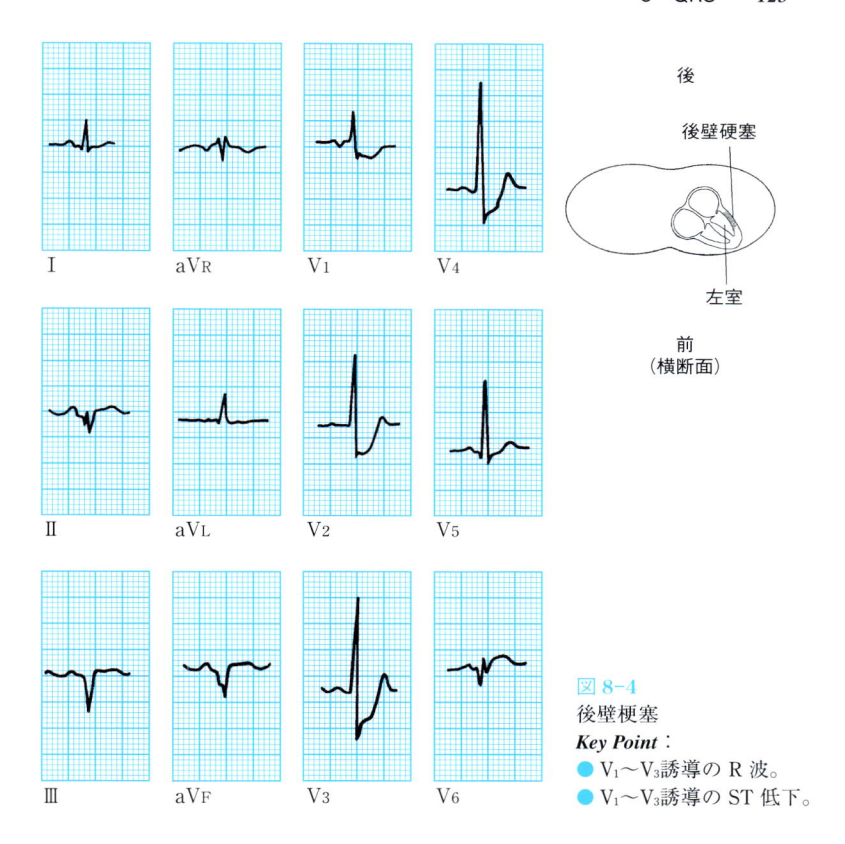

図 8-4
後壁梗塞
Key Point：
● V_1〜V_3誘導の R 波。
● V_1〜V_3誘導の ST 低下。

QRS が小さすぎないか？

小さい QRS は心室興奮による電位をわずかしかキャッチできないことを意味する。QRS の大きさには上限があるが，下限については広く認知された基準は存在しない。

　小さい QRS は単に正常亜型とみなされることも多いが，常に以下のことを確認すること：
● 心電図較正が間違っていないか（1mV = 10 mm）。
また患者に次の問題はないか：
● 肥満
● 肺気腫
これらはいずれも心臓と電極との距離を増す。

しかし，QRS が極端に小さく，とくに以前の心電図と明らかに異なっていれば，次の可能性を考える：
- 心膜液貯留

これについては次に述べる。

■心膜液貯留

心膜液貯留（pericardial effusion）は QRS の電位を減少させる（図 8-6）。

また，心膜液があると電気的な交代現象が生じ，R 波あるいは T 波の高さが 1 拍ごとに交互に変化する（図 8-7）。

わずかな心膜液くらいでは症状はない。大量になれば息切れが出現し，最終的には心タンポナーデとなる。Beck の三徴と呼ばれる諸症状は，事態が切迫していることを意味する：

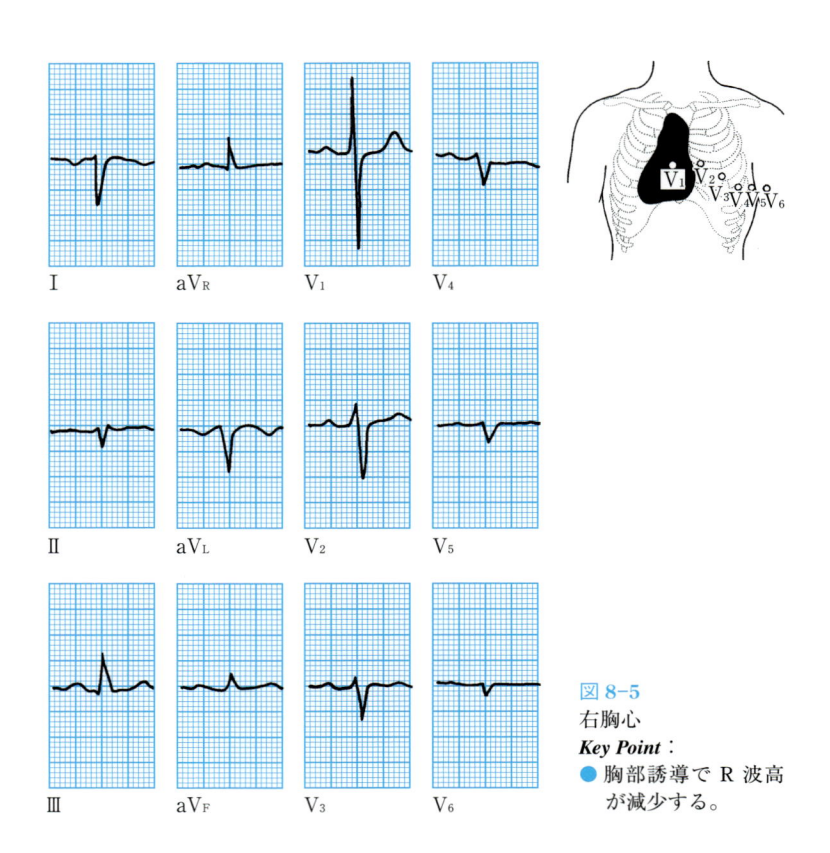

図 8-5
右胸心
Key Point：
- 胸部誘導で R 波高が減少する。

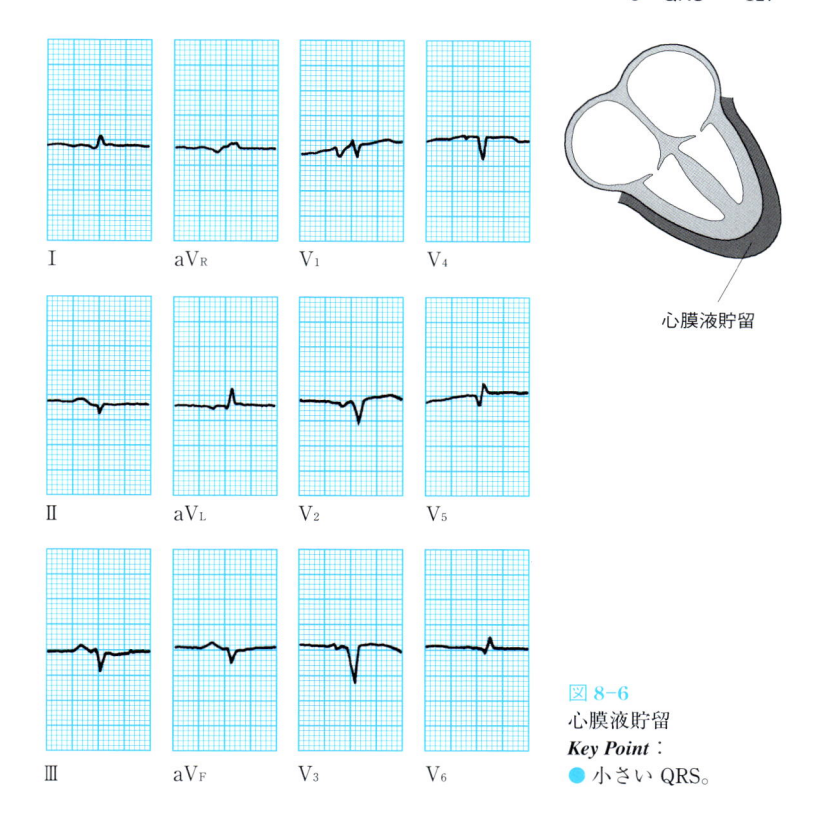

図 8-6
心膜液貯留
Key Point：
● 小さい QRS。

● 低血圧
● 頸静脈圧の上昇
● 心尖拍動の触知が不能

さらに心音は小さくなり，奇脈(吸気時に血圧が低下する)が生じる。小さな QRS，電気的交互脈，頻脈のいずれをも認めるなら，心タンポナーデの可能性が高い。しかし，必ずしもこれらの症状が揃うわけではない。

心膜液があるとき，胸部 X 線では大きな球形の心陰影が見られるが，肺静脈はさして拡張していない。心エコーで診断できる。

心膜液貯留により循環動態がそこなわれれば，急いで専門医に連絡する。タンポナーデの徴候があれば迅速な心膜穿刺が必要であるが，必ず手技に精通した医師の監視下に施行されなければならない。

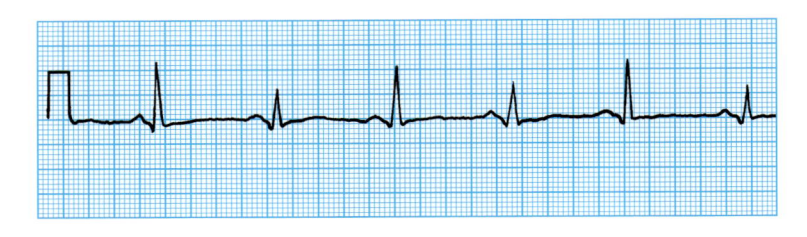

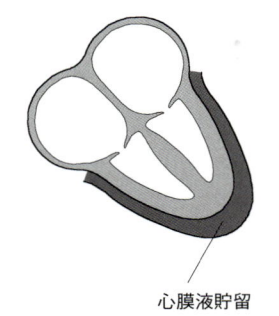

図 8-7
心膜液貯留に伴う電気的交互脈
Key Point：● R 波が 1 拍ごとに変化する。

心膜液貯留

> **対処を急げ**
>
> 心タンポナーデは緊急事態。迅速な診断と治療が必要である。

QRS の幅は広すぎないか？

QRS は心室の興奮を表し，正常の持続時間は 0.12 秒以内にとどまる。したがって，正常の QRS 幅は 3 mm を超えない。

心室内の伝導が障害されれば QRS の幅が増大するので，QRS 幅から心室興奮の異常が検出できる。それらは：

- 脚ブロック
- 心室調律

これらの病態について以下に述べる。

QRS 幅の増大は伝導経路の変化だけでなく，伝導速度の低下でも起こりうる。たとえば：

- 高カリウム血症

高カリウム血症については 164 ページに詳しく述べる。

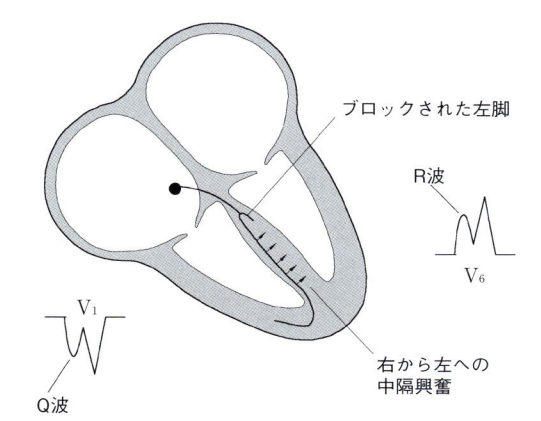

図 8-8
左脚ブロック (1)
Key Point：
- 中隔が右から左に興奮する。
- V_1 誘導の小さい Q 波。
- V_6 誘導の小さい R 波。

■脚ブロック

ヒス束を経由した刺激伝導系は，右脚と左脚に分かれて心室中隔を貫き，それぞれ右室や左室を興奮させる。

いずれの脚ブロックでも，それぞれが支配する領域には対側の脚を通ってきた興奮が遠回りして進入する。心室全体に興奮がいきわたるのに時間がかかるため，QRS 幅は 3 mm を超える。さらに興奮の広がり方も変化するので，QRS の形もいびつになる。

左脚ブロック (LBBB) では心室中隔は右から左に興奮し，正常とは逆向きになる。この興奮の進行により V_1 誘導では小さな Q 波が，V_6 誘導では小さな R 波が作られる (図 8-8)。右室は正常な右脚によって興奮が伝わり，V_1 誘導で R 波を，V_6 誘導に S 波を生じる (図 8-9)。その後，右室からの興奮が左室に入りこみ，V_1 誘導に S 波が，また，V_6 誘導に 2 つめの R 波 (R′ と呼ばれる) が現れる (図 8-10)。

左脚ブロックの心電図は図 8-11 のようになる。

右脚ブロック (RBBB) の心室中隔は正常と同じように左から右に興奮し，V_1 誘導で小さな R 波が，V_6 誘導では小さな"中隔性"Q 波を認める (図 8-12)。左室は左脚を通じて正常に興奮するので，V_1 誘導で S 波が，V_6 誘導で R 波が形成される (図 8-13)。

その後，左室からの興奮が右室に進入して，V_1 誘導で 2 つめの R 波 (R′) を，また V_6 誘導に S 波を生じる (図 8-14)。

図 8-15 は右脚ブロックの心電図である。

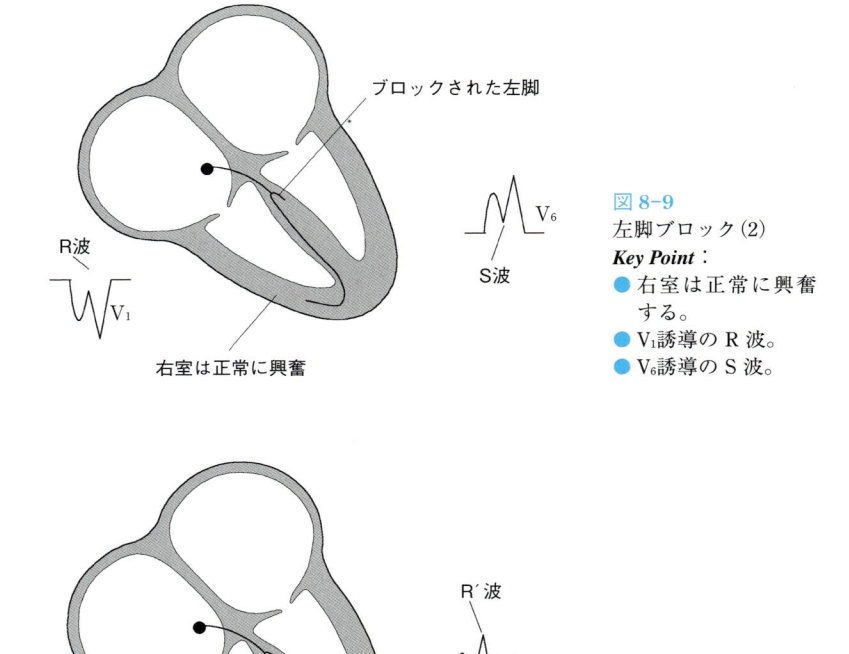

図 8-9
左脚ブロック(2)
Key Point：
- 右室は正常に興奮する。
- V_1誘導の R 波。
- V_6誘導の S 波。

図 8-10
左脚ブロック(3)
Key Point：
- 左室は遅れて興奮する（右室から興奮が来る）。
- V_1誘導の S 波。
- V_6誘導の R′波。

　左脚ブロックは基礎心疾患を伴いやすいことを念頭において対処したい（表 8-4）。急性心筋梗塞の一徴候として左脚ブロックが出現することがある。左脚ブロックがあれば，ST-T 変化を正確に把握することはむずかしい。

　左脚ブロックとは対照的に，右脚ブロックは健常者にもよく認められる。しかし，例外もあり（表 8-5），臨床背景に応じて対処する。

　心拍数が上昇したときのみ脚ブロック（とくに右脚ブロック）になることがあり，とくに上室頻拍のときによく遭遇する現象である。幅の広い QRS なのでうっかり心室頻拍と勘違いされやすい。心室頻拍と上室頻拍の鑑別については 64 ページに記載してある。

　左脚ブロックと右脚ブロックは，それ自身は無症状で治療も必要ではない

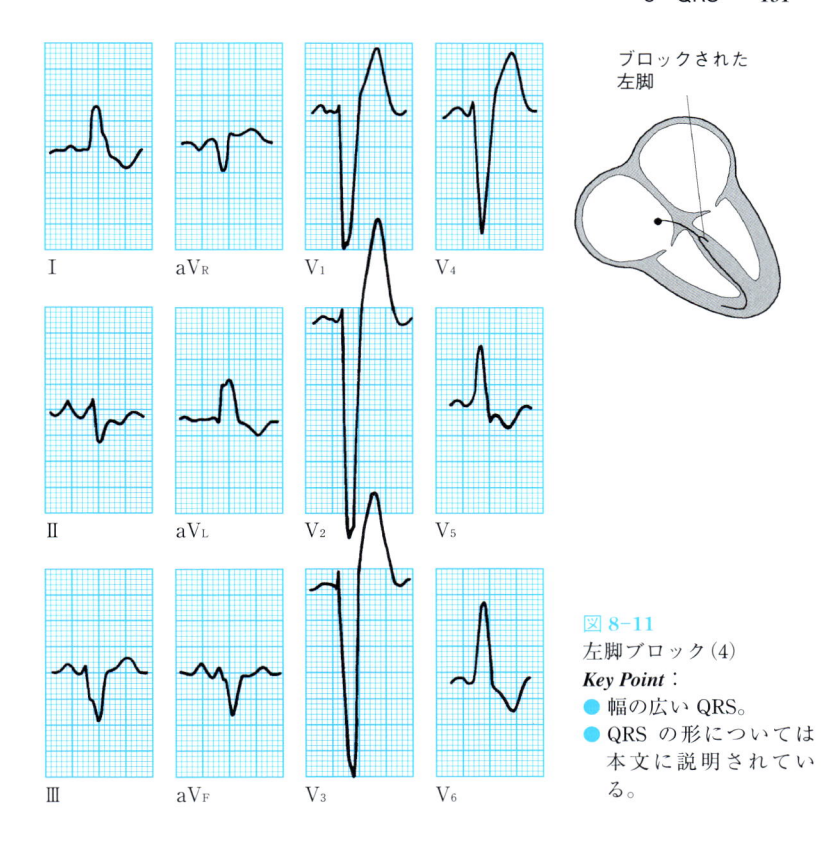

図 8-11
左脚ブロック(4)
Key Point：
- 幅の広い QRS。
- QRS の形については本文に説明されている。

が，病的な背景はないかいつも意識したい。

■心室調律

興奮起源が心室に存在すれば，伝導性の高いプルキンエ線維は活用しにく

> ### ◆便利な記憶術
> 脚ブロックの心電図は，"William Morrow"という名前にこじつけると，よく記憶できる：
> - 左脚ブロックでは，QRS は V₁誘導では"W"，V₆誘導では"M"型になる(William)。
> - 右脚ブロックでは，QRS は V₁誘導では"M"，V₆誘導では"W"型になる(Morrow)。

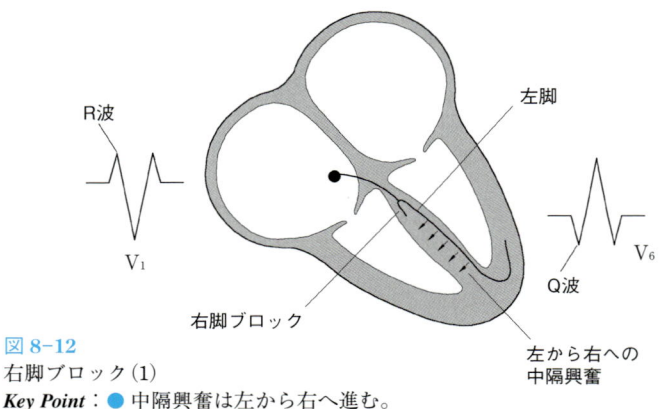

図 8-12
右脚ブロック(1)
Key Point：● 中隔興奮は左から右へ進む。
　　　　　　● V_1誘導の小さい R 波。
　　　　　　● V_6誘導の小さい"中隔性"Q 波。

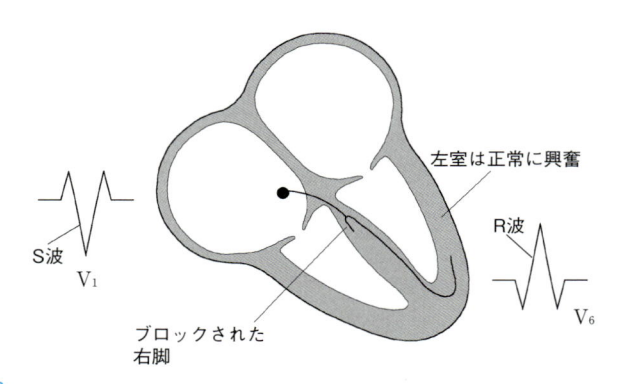

図 8-13
右脚ブロック(2)
Key Point：● 左室は正常に興奮。
　　　　　　● V_1誘導の S 波。
　　　　　　● V_6誘導の R 波。

く，効率の低い心筋間の伝導になる。このため心室の興奮伝導は遅延し，QRS は拡大する(図 8-16)。

　心室調律についての詳細や定義は第 3 章に述べた。

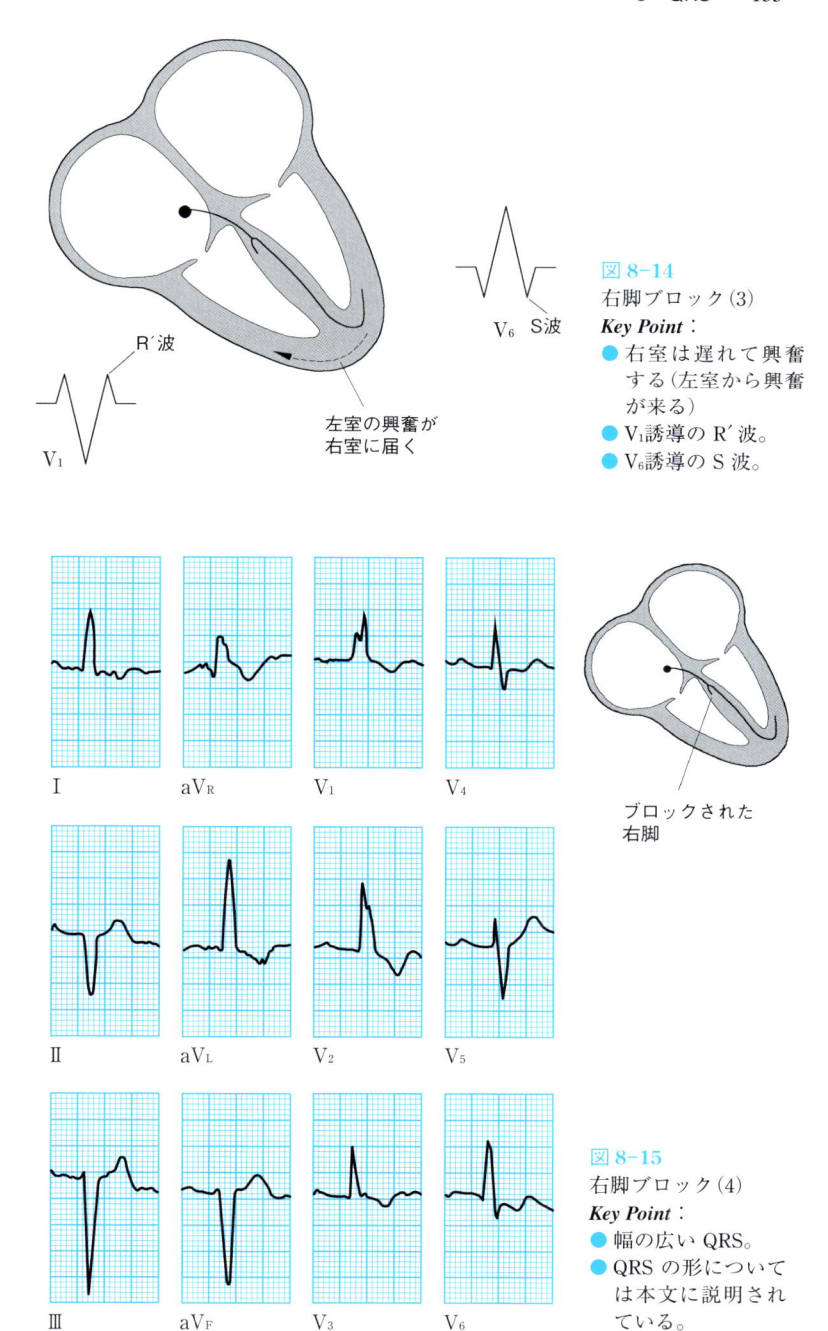

8 QRS

図 8-14
右脚ブロック(3)
Key Point：
- 右室は遅れて興奮する（左室から興奮が来る）
- V_1誘導の R′ 波。
- V_6誘導の S 波。

ブロックされた右脚

図 8-15
右脚ブロック(4)
Key Point：
- 幅の広い QRS。
- QRS の形については本文に説明されている。

表 8-4　左脚ブロックの原因
- 虚血性心疾患
- 心筋症
- 左室肥大
  - 高血圧
  - 大動脈弁狭窄症
- 刺激伝導系の線維化

表 8-5　右脚ブロックの原因
- 虚血性心疾患
- 心筋症
- 心房中隔欠損症
- Ebstein 奇形
- 肺塞栓（大きな塞栓であることが多い）

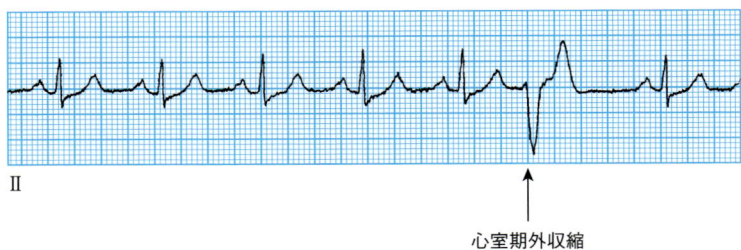

図 8-16
心室期外収縮
Key Point：● 幅の広い QRS。
　　　　　　● QRS は正常より早期に出現。

異常な形の QRS はないか？

　異常 QRS の原因は，ほとんど本章の冒頭に述べた。しかし，どの病態にもあてはまらないものの，どうしても正常とはいいがたい QRS がある。
　はなはだしく高くもなく，小さくもなく，さりとて幅が広いわけでもないが，"スラー（slur：緩徐な立ち上がり）"あるいは"ノッチ（notch：切痕）"のある QRS は，次のような可能性が考えられる：
- 不完全脚ブロック
- 束枝ブロック
- WPW 症候群

それぞれの概要を述べたい。

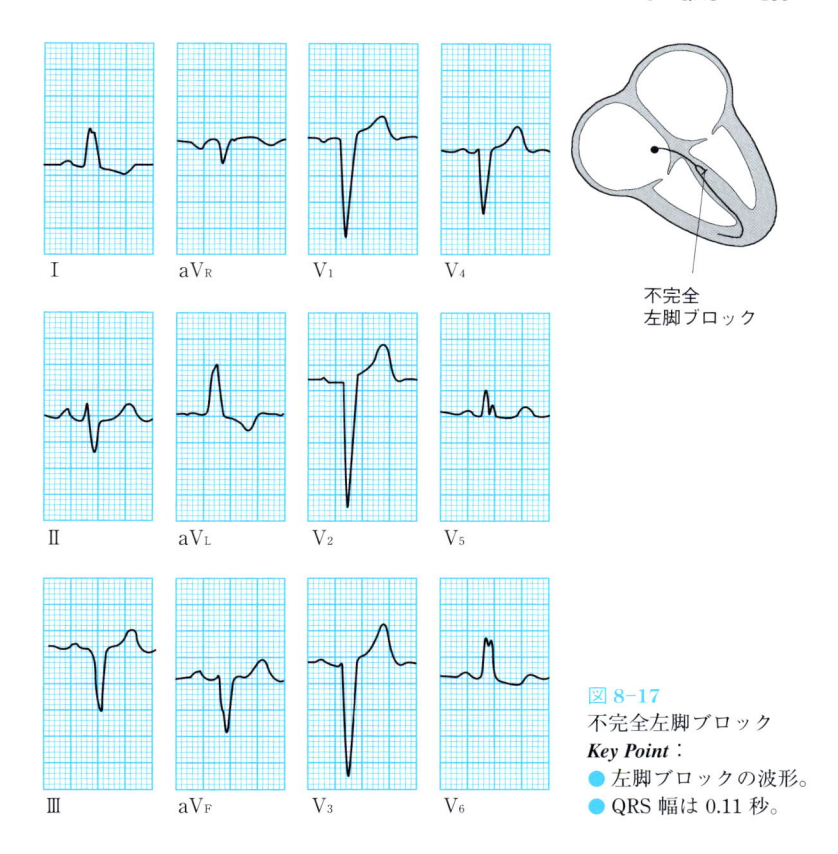

図 8-17
不完全左脚ブロック
Key Point：
● 左脚ブロックの波形。
● QRS 幅は 0.11 秒。

■不完全脚ブロック

脚ブロックについては本章の前半で述べた。しかし，脚の伝導が完全にブロックされるわけではないが，若干遅延することがある。このとき QRS は変形するものの，それでも 3 mm 以内の幅にとどまれば不完全(部分的)脚ブロックと呼ぶ。左脚にも右脚にも見られる(図 8-17, 8-18)。

不完全脚ブロックの原因はすでに述べた完全脚ブロックの原因と同一である。

■束枝ブロック

左脚には 2 本の束枝があるが，そのどちらかがブロックされると，左軸偏位か右軸偏位となる(第 4 章)。ときには伝導遅延が QRS のスラーやノッチを生じることもある。障害を受けた束枝の同定や，そのような患者の管理については第 4 章に述べた。

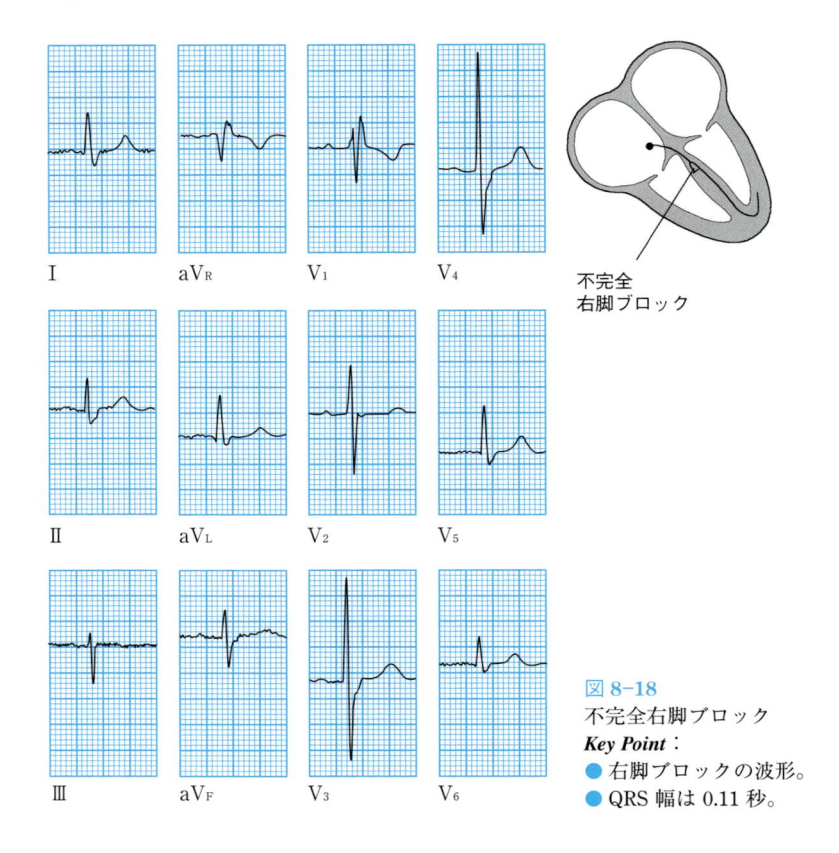

図 8-18
不完全右脚ブロック
Key Point：
● 右脚ブロックの波形。
● QRS 幅は 0.11 秒。

■ Wolff-Parkinson-White 症候群

　WPW 症候群患者では，QRS の開始点にスラーとして生じるデルタ波が特徴的である（図 6-4 参照，p.99）。PR 時間の短縮もあれば本疾患を疑う。WPW 症候群の診断と治療の概略は 99 ページに記載した。

まとめ

QRS の診断では以下のような点に着目する：

1．R 波，S 波が大きすぎないか？

Yes なら：
- 心電図較正の間違い
- 左室肥大
- 右室肥大
- 後壁梗塞
- WPW 症候群（左側副伝導路）
- 右胸心

または：
- 脚ブロック

2．QRS が小さすぎないか？

Yes なら：
- 心電図較正の間違い
- 肥満
- 肺気腫
- 心膜液貯留

3．QRS の幅が広すぎないか？

Yes なら：
- 脚ブロック
- 心室調律

または：
- 高カリウム血症

4．QRS が異常ではないか？

Yes なら：
- 不完全脚ブロック
- 束枝ブロック
- WPW 症候群

9

ST

STはS波の終末からT波の始まりまでである。正常のSTは等電位線，すなわち心電図の基線上にある。言い換えると，T波の終末とP波の始まりまでは水平なレベルにある(図9-1)。

ST の異常には3通りあり，以下のような視点で観察される：
- STが上昇しているか？
- STが低下しているか？
- J波を認めるか？

本章ではこうした異常に出会ったときの方針を会得する。

STが上昇しているか？

それぞれの誘導でSTが等電位線より上にあれば，STが上昇していることになる。

STの上昇はしばしば緊急処置が必要な重大事であり，見逃してはならな

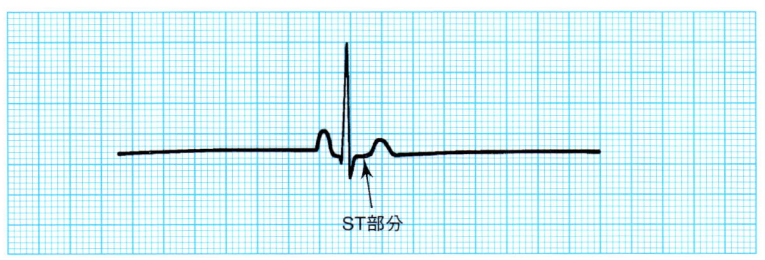

図 9-1
ST 部分
Key Point：● 正常 ST は等電位線上にある。

い。いずれかの誘導で ST が上昇していれば，次のような診断を考慮する：
- ST 上昇型急性心筋梗塞
- 左室瘤
- Prinzmetal 型（血管攣縮性）狭心症
- 心膜炎
- 早期再分極
- 左脚ブロック
- Brugada 症候群

このように ST の上昇は生命にとって危険な状態から正常亜型までいろいろな可能性があり，その原因が重要である。次の項では，心電図を例示しながら，これら 5 つの病態について述べる。

■ST 上昇型急性心筋梗塞

従来，急性冠症候群は心筋梗塞と不安定狭心症に分けられていた［訳注 1］。心筋梗塞を診断する際に問題となるのは，心筋障害を検出するために心筋壊死を示すマーカー（たとえば，トロポニン T, I, クレアチンキナーゼ）の血中濃度を測定するが，それらの血中濃度が上昇するのに 12 時間くらいかかる点である。しかし，治療方針の決断には迅速さが求められる。そこで，急性冠症候群を心電図に基づいて分類する手法が役立つ。ST が上昇しているか，していないかによって，急性冠症候群の患者は以下の 2 つに分類される。
- ST 上昇型急性冠症候群（STEACS）
- 非 ST 上昇型急性冠症候群（NSTEACS）

NSTEACS では ST 低下や T 波陰転を認めることもあるが，急性の心電図変化はまったく現れないこともある。

患者が入院し，数時間後に心筋マーカーが陽性になって，はじめて診断が確定する。心筋マーカーが上昇している患者は，さらに 2 つに分類できる：
- ST 上昇型心筋梗塞（STEMI）
- 非 ST 上昇型心筋梗塞（NSTEMI）

心筋マーカーが上昇していない場合は，STEACS か NSTEACS かの診断を継続することも可能だが，より一般的には急性冠症候群か不安定狭心症とする。

本項ではおもに ST が上昇する急性冠症候群について述べる。急性心筋梗

訳注 1：STEMI, NSTEMI の略語を用いることが多いが，この場合は不安定狭心症（UA）を含めて急性冠症候群とする

(1) 高い"超急性期"T波

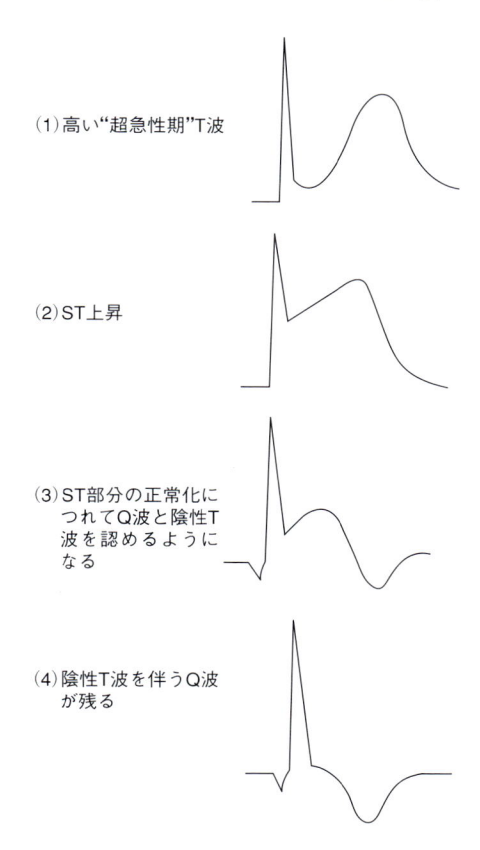

(2) ST上昇

(3) ST部分の正常化につれてQ波と陰性T波を認めるようになる

(4) 陰性T波を伴うQ波が残る

図 9-2
STEACS の進展

塞についての詳細は第 10 章に述べる。

　STEACS の心電図は図 9-2 に見られるような順序で変化する。最初の変化は ST の上昇である。高い"超急性期"T 波が ST 上昇と同時に認められることもあれば，T 波増高が ST 上昇に先行することもある。Q 波は数時間あるいは数日後に出現する。この頃には ST は基線に復し，T 波は陰転化する。ある種の心電図変化（通常"病的"Q 波）はいつまでも残る。T 波の陰転も持続することが多い。

　急性心筋梗塞は新たな左脚ブロックの原因となりうることを忘れてはならない（第 8 章）。また，心電図が正常でも急性心筋梗塞は否定できないことを付け加えたい。

　STEACS は緊急の治療が必要であり，診断を急ぐ。このため，心筋梗塞を疑わせる胸痛のある患者に対しては緊急治療を要し，すぐに心電図を評価す

表 9-1　冠動脈疾患の危険因子

なんらかの対処が可能な因子
- 喫煙
- 高血圧
- 糖尿病
- 高脂血症
- 過体重と肥満
- 運動不足

避けられない因子
- 年齢
- 性別(男性であること)
- 家族歴

る必要がある。心筋梗塞の症状は：

- 強い胸部中心の痛み
- 吐き気や嘔吐
- 冷や汗

　心筋梗塞の胸痛は狭心症の痛みよりは強烈で，持続も長い。狭心症や心筋梗塞の既往がないかどうかをたずね，同時に心疾患の危険因子，アスピリンや血栓溶解療法の禁忌がないかどうか確認する(表 9-1)。もちろん全身の診察を怠ってはならない。

> ◆大動脈解離
>
> 常に大動脈解離の診断を念頭に置く。大動脈解離によって(解離が冠動脈を巻き込んだ場合)ST が上昇し胸痛を訴えることもある。特徴的な症状としては"裂けるような"背部痛があり，左右の血圧差や胸部 X 線写真上縦隔が広がっていることも大動脈解離を疑わせる。

　心筋梗塞を疑ったときに測定する心筋マーカー(必ずしも心筋特異的ではないが)は：

- トロポニン(troponin)I と T
- クレアチンキナーゼ(CK)あるいはそのアイソザイム(CK-MB)

　ほかにも，心筋梗塞に伴って上昇する心筋マーカーがある(ただし，現時点では診断には広く用いられてはいない)。

- アスパラギン酸アミノトランスフェラーゼ(AST)

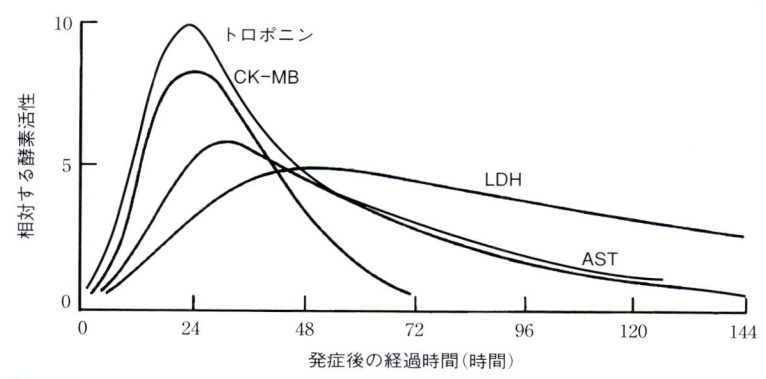

図 9-3
心筋梗塞からの経過時間とマーカーレベル
Key Point：● トロポニンのピークは 18〜24 時間後。
● CK-MB のピークは 24 時間後。
● AST のピークは 30 時間後。
● LDH のピークは 48 時間後。

● 乳酸デヒドロゲナーゼ(LDH)

トロポニンは心筋壊死のマーカーとして感度と特異度が比較的高く，CK-MB はクレアチンキナーゼ，AST や LDH に比べて特異度が高い。

それぞれのマーカーがピークを形成する時期はまちまちである(図 9-3)。図 9-3 からわかるように，心筋梗塞発症から数時間は心筋マーカーの変化は小さい。したがって，心筋梗塞の最初の診断に心筋マーカーはあまり重要ではなく，入院時に酵素レベルが正常であることも稀ではない。このため，STEACS の診断は病歴と心電図の変化に基づいて行い，心筋マーカーの検査結果がでた後に心筋梗塞の確定診断を行う。

心筋梗塞の診断がなされたら，すぐに CCU や治療のためのモニターが可能なところに転送する。治療については，本章の後半に述べる。

心電図は梗塞領域についても教えてくれる。これは梗塞部位に重点を置く誘導に選択的に異常が現れるからである(表 9-2)。異なった部位の心筋梗塞の例を図 9-4〜9-6 に示す。

下壁梗塞と診断した場合には次の質問に進む：
● 梗塞が右室に進展しているか？

心電図を再度記録するときに右側胸部誘導(図 9-7)を追加して，V_4R に ST 上昇がないかを見る(図 9-8)。もし ST が上昇していれば右室梗塞が濃厚

表 9-2 ST 上昇型心筋梗塞の部位

ST 上昇のみられる誘導	心筋梗塞の部位
$V_1 \sim V_4$	前壁梗塞
I, aV_L, $V_5 \sim V_6$	側壁梗塞
I, aV_L, $V_1 \sim V_6$	前側壁梗塞
$V_1 \sim V_3$	前壁中隔梗塞
II, III, aV_F	下壁梗塞
I, aV_L, $V_5 \sim V_6$, II, III, aV_F	下側壁梗塞

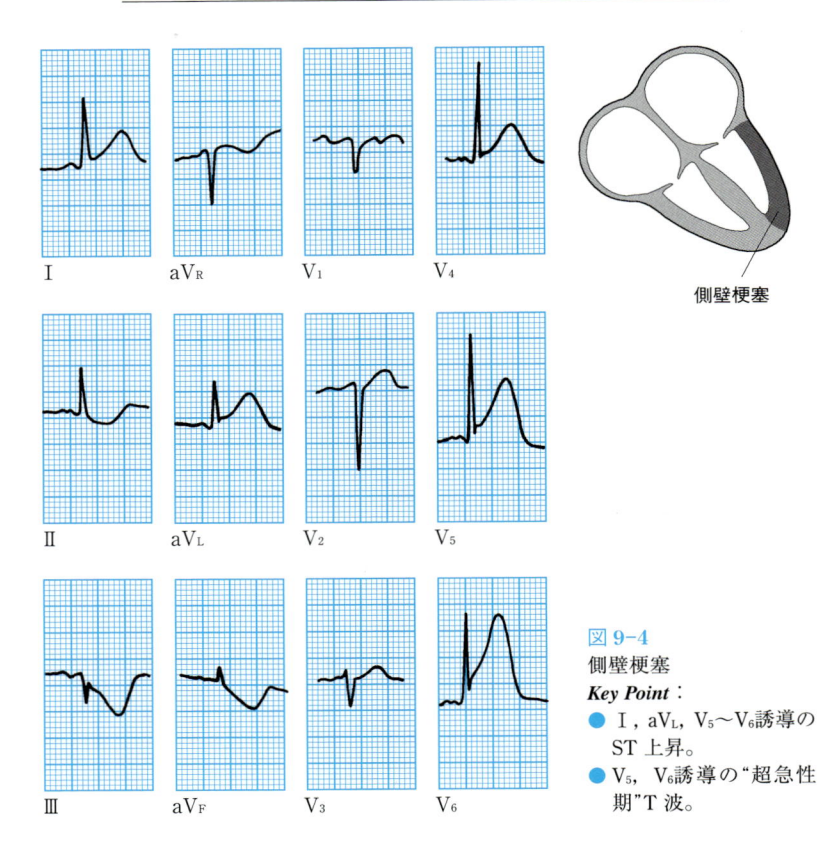

側壁梗塞

図 9-4
側壁梗塞
Key Point:
- I, aV_L, $V_5 \sim V_6$ 誘導の ST 上昇。
- V_5, V_6 誘導の"超急性期" T 波。

である。

STEACS の治療は：

- 疼痛緩和（麻薬静注と制吐剤）
- 酸素
- アスピリン 200 mg くらいを経口投与

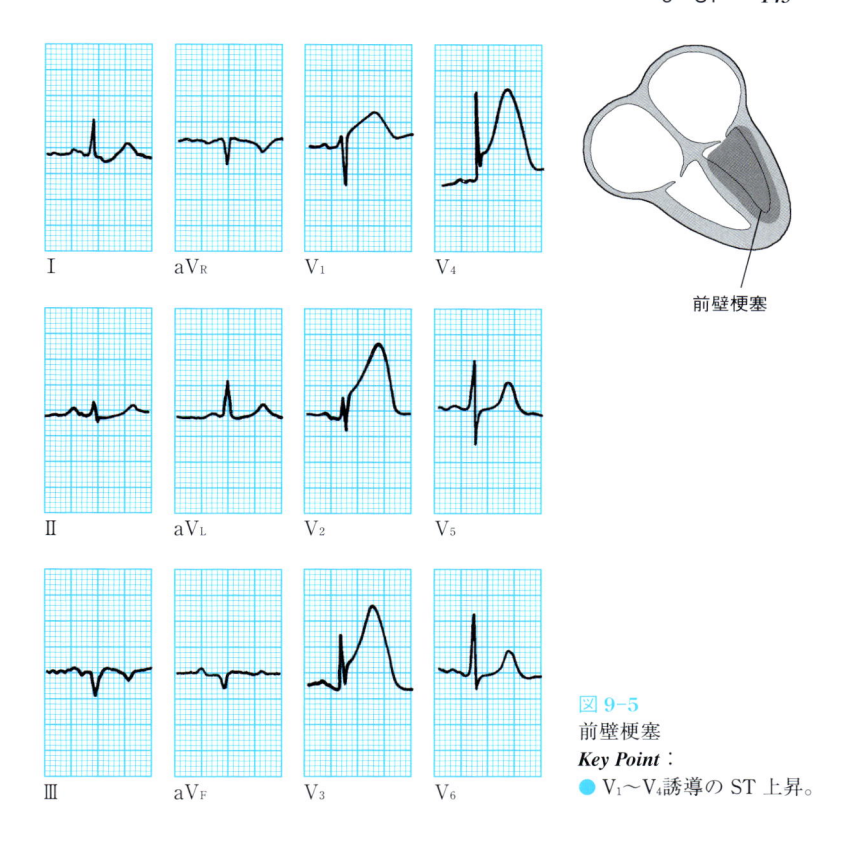

図 9-5
前壁梗塞
Key Point：
● V_1〜V_4誘導の ST 上昇。

◆右室梗塞の有無を知ることはなぜ大事か？

右室梗塞があれば右心不全の徴候を示す（頸部静脈怒張および末梢性浮腫）。左室の機能は正常に保たれるので，肺野には変化はない。低血圧を認めたら，左室充満圧が低いことが原因である可能性が高い（障害を受けた右室からの血液灌流が不十分であるため）。血管拡張療法ではなく右室の拍出量を増やすことで，左室に十分な血液量を確保できる。そのためには血管内循環血液量を維持する必要がある。

　右心不全に輸液で対処するということは，その機序をよく理解していないと戸惑いを感じるかもしれない。血行動態に支障があれば，Swan-Ganz カテーテル（右室圧，また間接的に左室の充満圧を測定する）によるモニターが必要である。こうした病態では重篤な合併症のリスクが高い。

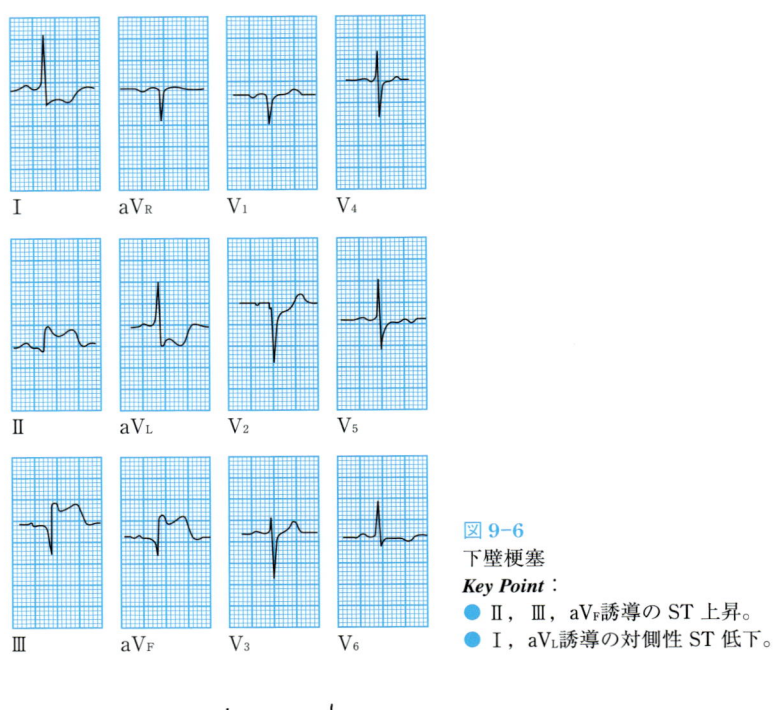

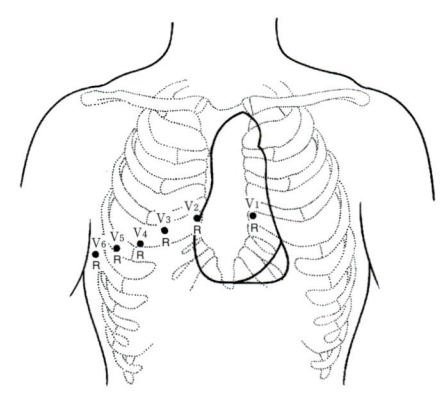

図 9-6
下壁梗塞
Key Point：
● Ⅱ，Ⅲ，aV_F誘導の ST 上昇。
● Ⅰ，aV_L誘導の対側性 ST 低下。

図 9-7
右側胸部誘導の位置

● クロピドグレル 300 mg 経口投与

　STEACS の治療では緊急の心筋再灌流が最優先される．経皮的冠動脈インターベンション（direct PCI）で行われるが，冠動脈造影や direct PCI が行えない場合，血栓溶解薬の静注投与を行う．血栓溶解療法は発症 12 時間以内の心筋梗塞でとくに禁忌がない場合に考慮する．この時期の心電図所見は：

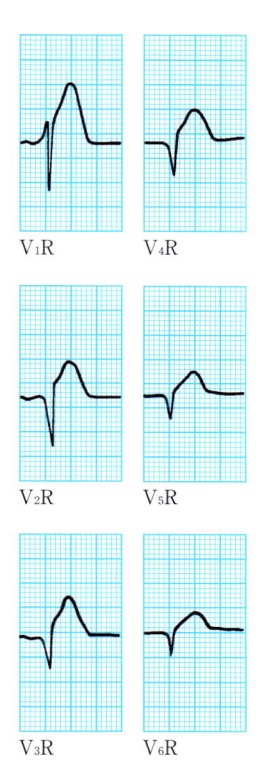

図 9-8
右室進展
Key Point：
● ここでは右側胸部誘導を提示。
● (V_4R を含む)すべての誘導で ST 上昇。

● 心筋梗塞に合致する ST 上昇

あるいは，

● 新たな左脚ブロック

心筋梗塞後の患者に投与する薬剤は：

● アスピリン 100 mg/日ほどを経口投与

● クロピドグレル 75 mg/日を経口投与

● β 遮断薬(例：チモロール 5 mg を 1 日 2 回)

● アンジオテンシン変換酵素(ACE)阻害薬

● スタチン

> **対処を急げ**
> 急性心筋梗塞は緊急事態である。迅速な診断と治療が必要。

■左室瘤

左室瘤(left ventricular aneurysm)は心筋梗塞後に生じる合併症であり，大きさはいろいろだが生存者の約10%に認める。心室瘤があれば，その領域に重点を置いている胸部誘導に持続的なST上昇が生じる(図9-9)。

過去に心筋梗塞の既往がないかを患者にたずね，心室瘤そのものに起因する症状や徴候がないかを確認する。心室瘤は収縮性を欠き，左室機能障害や血栓形成の原因となる。また，不整脈の起源にもなる。左室瘤を有する患者の症状は，次のような病態によって発生する：

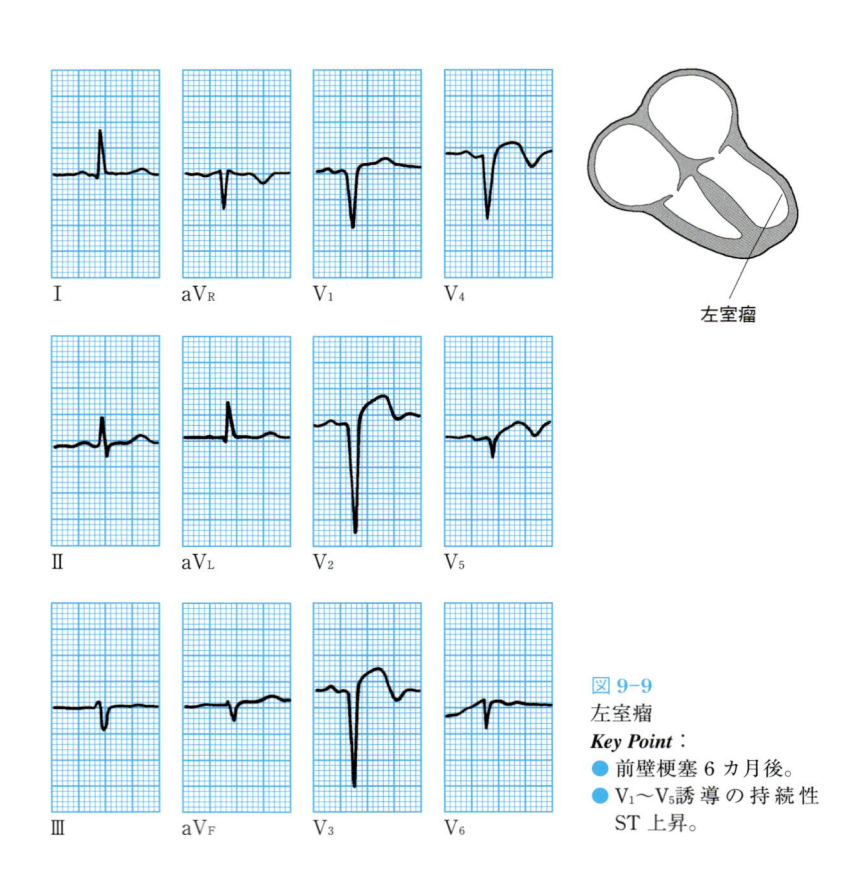

図 9-9
左室瘤
Key Point：
- 前壁梗塞6カ月後。
- V_1〜V_5誘導の持続性ST上昇。

- 心不全
- 血栓症
- 不整脈

　左室瘤の徴候は胸部触診での"二連脈"および聴診上の第Ⅳ音である。胸部X線写真では，心陰影に膨隆が見られることがある。心エコーは心室瘤の部位，壁在血栓の有無，全体としての左室機能が評価に有用である。

　左室瘤の患者には心不全に対する治療，抗凝固療法，抗不整脈薬治療を行う。必要に応じて外科的な心室瘤切除や心移植を考慮する。専門医に相談することが望ましい。

助言を求めよう

　左室瘤は専門医による評価を必要とする。すみやかに助言を受けること。

■Prinzmetal型（血管攣縮性）狭心症

　血管攣縮性狭心症とは，冠動脈の攣縮によって生じる可逆的な心筋虚血である。正常な冠動脈にも生じるが，90％以上の症例で攣縮はある程度のアテローム動脈硬化を伴う動脈に認める[訳注2]。冠攣縮はどの動脈にも生じるが，どちらかといえば右冠動脈に認めることが多い。血管が攣縮すると灌流領域のSTが上昇する（図9-10）。

　胸痛とSTの上昇が同時に生じれば心筋梗塞のこともあるが，STの上昇が一過性なら血管攣縮性狭心症であろう。心筋梗塞と異なり，血管攣縮性狭心症の心電図変化は，胸痛の消失とともに完全に元に戻る。胸痛の既往がないかをたずねる。血管攣縮性狭心症の胸痛は，典型的には安静時，とくに深夜に認めることが多い。Raynaud現象（Raynaud's phenomenon）のような他の血管攣縮性病変の既往をもつこともある。

　血管攣縮性狭心症のST上昇に高い"超急性期"T波やT波の陰転を伴うことがある。ときに脚ブロックや束枝ブロックのような一過性の心室内伝導障害を起こす。血管攣縮性狭心症にはカルシウム拮抗薬と硝酸薬を投与する。β遮断薬は血管収縮に関与するα受容体は遮断せず，むしろ血管拡張を伴うβ受容体のみに働くので，血管攣縮性狭心症を悪化させやすい。

訳注2：これほどの頻度で冠動脈造影にて器質的狭窄を確認できるという意味ではない。

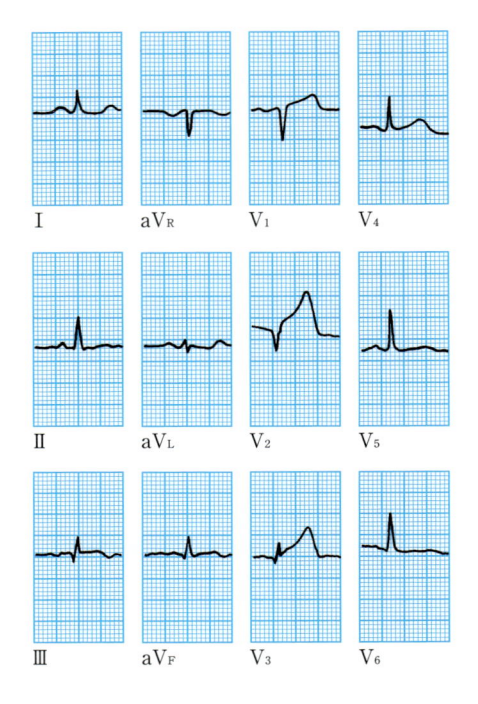

図 9-10
Prinzmetal 型（血管攣縮性）狭心症
Key Point：
● 胸痛時に胸部誘導の ST 上昇。

■心膜炎

心膜炎による ST 上昇（図 9-11）には 4 つの特徴がある。いずれも心膜炎に特異的ではないが，急性心筋梗塞との鑑別には有効である：

- ST 上昇の範囲が広く，炎症のある心外膜の領域に対応するすべての誘導（前側壁と下壁）に見られる。aV_R, V_1誘導に対側性な ST 低下を見ることが一般的である。
- ST 上昇は"鞍型"（上に凹）である。
- T 波の陰転は ST が正常化した後にのみ見られる。
- Q 波は出現しない。

心外膜炎では診断だけでなく，原因をつきとめることも必要である（表 9-3）。

臨床的に心膜炎の胸痛と心筋梗塞の胸痛を見分けることができる。両者ともに胸骨の裏の痛みだが，心膜炎の痛みは鋭い胸膜痛の性格を有し，吸気で増強し前屈で軽減する。聴診上，心膜摩擦音が聴取できれば心膜炎と診断できる。

可能な限り原因となる疾患の治療を行う。しばしば抗炎症薬（例：アスピリ

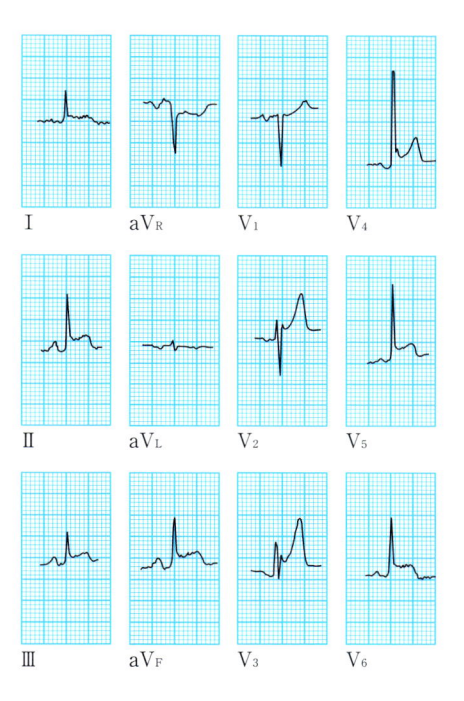

図 9-11
心膜炎
Key Point：
- 広範囲にわたる"鞍型"の ST 上昇。

表 9-3　心膜炎の原因

- 感染症
  - ウイルス（例：コクサッキー）
  - 細菌（例：結核，黄色ブドウ球菌）
  - 真菌
  - 寄生虫
- 心筋梗塞（最初の数日）
- Dressler 症候群
- 尿毒症
- 悪性腫瘍
- 膠原病
- 放射線療法
- 外傷
- 薬物

ン，インドメタシン）が有効であるが，がまんできる痛みなら必須ではない。再発性の心膜炎にはコルヒチンも有用である。難治例にステロイド剤の全身投与が行われることもあるが，その有効性については疑問もあり，専門家の助言なしには勧められない。

■早期再分極

胸部誘導でのST上昇は正常亜型として見られることがあり，"high take-off"あるいは"早期再分極"と呼ばれる。しばしばS波が存在する誘導でSTが上昇しており，また鏡像的なST低下を伴わない。図9-12を本章の前半に並んでいる他の原因による心電図と比較されたい。

早期再分極によるST上昇を疑うなら，以前の心電図を取り寄せて確認する。

■左脚ブロック

左脚ブロックでは右胸部誘導（V_1〜V_3）にST上昇を認める。左脚ブロックはQRS幅の拡大と特徴的な波形から容易に診断できる。第8章で詳しく述べるが，図8-11に左脚ブロックの波形を示してある（p.131）。

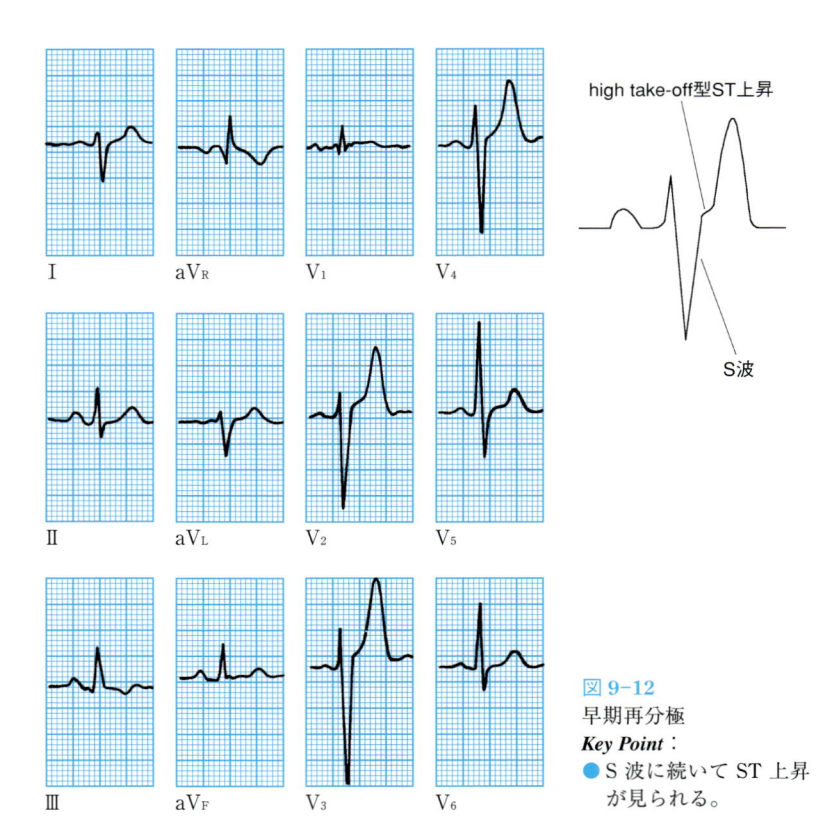

図9-12
早期再分極
Key Point：
● S波に続いてST上昇が見られる。

> ### ◆左脚ブロックに見られる"適切な不一致(appropriate discordance)"
>
> 心室の興奮伝播が正常とは異なる左脚ブロックでは，おのずと再分極のプロセスも変化する。脱分極と再分極に対応するQRSとST-Tは正常とは異なり，互い違いになってしまう。つまり，QRSが下向きならSTは"陽性"(上昇)となり，T波もまた"陽性"(上向き)となる。このことは"appropriate discordance"として知られている。
>
> 　この概念がどういう意味をもつか考えてみよう。左脚ブロックなのに，もしQRSとST-Tが同じ向きであったら心筋虚血や心筋梗塞を疑わせる。つまり，陽性のQRSにST上昇＋上向きのT波を認めるか，陰性のQRSにST低下＋下向きのT波を認めなら"不適切な一致(inappropriate concordance)"と呼ぶことができる(たとえばV_1〜V_3誘導)。
>
> 　"appropriate discordance"の概念に基づいた左脚ブロックを伴う急性心筋梗塞の診断法はSgarbossa EB, Pinski SL, Barbagelata A, *et al*. Electrocardiographic diagnosis of evolving acute myocardial infarction in the presence of left bundle-branch block. *N Engl J Med* 1996；334：481-7に述べられている。

■Brugada症候群

Brugada症候群とは心筋のナトリウムチャネルの異常を原因とする遺伝性疾患である。V_1〜V_3誘導に特徴的な右脚ブロック様のQRSとST上昇を認め(図9-13)，心室不整脈による失神や突然死のリスクを有する。見かけ上は健常な心臓であったにもかかわらず心臓突然死が起きることがあるが，このうち50%ほどが本症候群によるものと考えられている。

STが低下しているか？

再び各誘導でSTが等電位線上(心電図の基線と同じレベル)にあるかどうかに注目する。基線より下にあればSTが"低下している"という。
　ST低下には次のような原因が考えられる：
- 心筋虚血

図 9-13
Brugada 症候群
Key Point：
- 右脚ブロックに似た QRS。
- 右胸部誘導の ST 上昇。

- 急性後壁梗塞
- ST 上昇型心筋梗塞における対側性変化
- 薬剤（例：ジゴキシン）
- "ストレイン"を伴う心室肥大

このような可能性があるなら，次に何をすべきか考える。

■心筋虚血

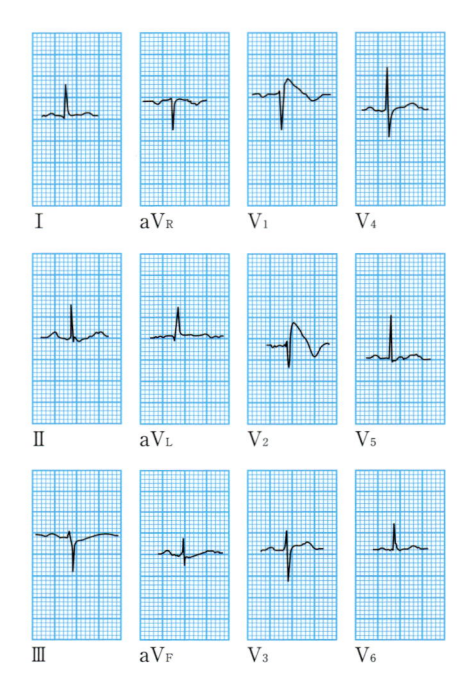

心筋梗塞とは異なり，虚血は可逆的であり心電図異常は痛みを訴えるときにのみ現れる。ST 低下はもっとも普遍的な虚血性の心電図変化であり，"水平"に低下することが多い〔ジギタリス効果の"reverse tick（tick［✓］を左右に逆転した形）"と比較せよ。p.157 参照〕。

心筋虚血による心電図変化をさらに列挙する：
- T 波の陰転（第 10 章）
- T 波の偽正常化（第 10 章）

図 9-14 は胸痛を訴える冠動脈疾患患者の心電図である。

心筋虚血の可能性があれば狭心症や心筋梗塞の既往を聞く。冠動脈疾患の

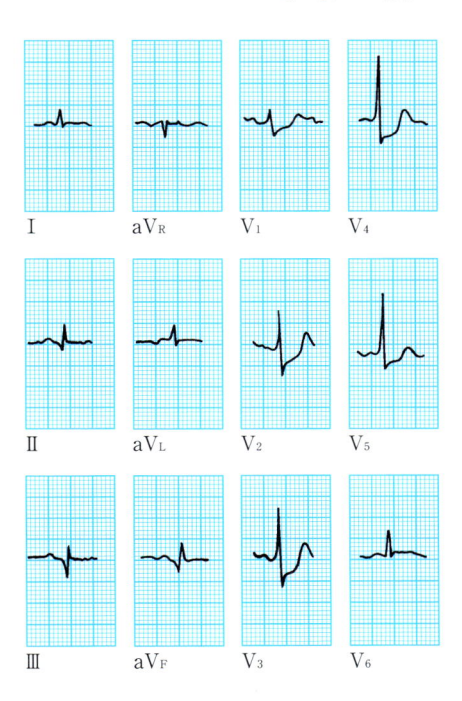

図 9-14
心筋虚血
Key Point：
- 狭心発作とともに胸部誘導にST低下が見られる。

危険因子（表9-1，p.142）についてもたずねる。安定狭心症では運動負荷心電図（第16章）も施行する。

安定狭心症の治療は：
- 危険因子を取り除くこと（喫煙や高血圧など）
- アスピリン 100 mg/日ほど
- 必要な場合にはニトログリセリン舌下
- スタチン
- ACE阻害薬の投与を考慮

症状をコントロールするために，抗狭心薬も投与する：
- β遮断薬
- カルシウム拮抗薬
- 長時間作用型経口硝酸薬や経皮硝酸薬
- ニコランジル

抗狭心薬で症状が十分にコントロールできないとき，または非侵襲的検査の適応があっても急性冠症候群のリスクが高いときは心臓カテーテル検査を行って，以下のような侵襲的治療の適応はないか評価する：

- 経皮的冠動脈形成術（PTCA）
- 冠動脈バイパス術

急速に増悪する胸痛，最近始まった胸痛，安静時の胸痛にST低下を伴う場合は，いずれも非ST上昇型急性冠症候群に該当する。病状は切迫しており，迅速な治療が必要である。当初の治療としては：

- 安静臥床
- 疼痛緩和
- アスピリン
- クロピドグレル
- β遮断薬
- 硝酸薬静注または口腔投与
- ヘパリン

薬物治療で急性冠症候群が軽快しなければ，緊急の治療を考慮して心臓カテーテル検査を施行する。近年は薬物治療より侵襲的治療を行う施設も多い。専門医の意見を求めること。

対処を急げ

急性冠症候群は緊急事態である。迅速な診断と治療が必要である。

■急性後壁梗塞

急性後壁梗塞については第8章で論じた。ST上昇型心筋梗塞を示す（また，背部の胸部誘導 $V_7 \sim V_9$ が記録できるならSTの上昇がみられる）が，前胸部 $V_1 \sim V_3$ 誘導では梗塞部位の反対側に対側性ST低下，および次の2つの所見を認める：

- R波の増高
- 先鋭で大きなT波

一例を図8-4（p.125）に示している。

後壁梗塞の治療は本章の前半に述べた他のSTEMIに準じる。

> **対処を急げ**
>
> 急性冠症候群は緊急事態である。迅速な診断と治療が必要である。

■ST 上昇型急性冠症候群の対側性変化

後壁の ST 上昇型急性心筋梗塞は前胸部誘導(V_1〜V_3)での ST 低下を伴うが，他の急性心筋梗塞でも梗塞発症部位から離れた胸部誘導に ST 低下がみられることがある(図 9-6)。

この現象は前壁梗塞の 30%，下壁梗塞の約 80%にみられ，ST 上昇型心筋梗塞と確定できないときには相反性 ST 低下の所見が診断のてがかりになる。

そのような心電図変化は従来"対側性"(すなわち，梗塞心筋の電気的変化に対する鏡像的な位置)に出現すると考えられてきたが，実際にはこの ST 低下は梗塞部位から遠く離れた領域の虚血を示すというエビデンスがいくつかある。ST 上昇型心筋梗塞における対側性の ST 低下は，冠動脈病変がより広範囲に生じており予後不良を示すものである。

■薬　物

ST に影響する薬剤は：

● ジゴキシン

ST に対するジゴキシンの影響は特徴的であるが，他にも多彩な心電図変化をもたらす(表 9-4)。ジゴキシンで見られる ST 低下は"reverse tick"と表現され，これは高い R 波をもつ誘導に顕著である(図 9-15)。

治療域で見られるジギタリス効果と，薬剤の過量投与を意味するジギタリス中毒はまったく別なものである。ジギタリス中毒の可能性があれば，症状(食欲不振，吐き気，嘔吐，腹痛，視野障害)の有無をたずね，ジゴキシン濃度とカリウム濃度を測定する(低カリウム血症の場合には不整脈が起きやすい)。

ジギタリス中毒では薬剤を中止し，適宜カリウム濃度を補正して不整脈を回避する。事態が切迫しているときは，ジゴキシンの特異的抗体を用いることもあるが，その際は必ず専門家に相談する。

表 9-4　ジゴキシンの影響

治療域
- ST 低下（"reverse tick"）
- T 波の平低化
- QT 短縮

中毒域
- T 波陰転
- 不整脈 ── なんでも起こりうるが，とくに：
    - 洞徐脈
    - ブロックを伴う心房頻拍（PAT with block）
    - 房室ブロック
    - 心室期外収縮
    - 心室性二段脈
    - 心室頻拍

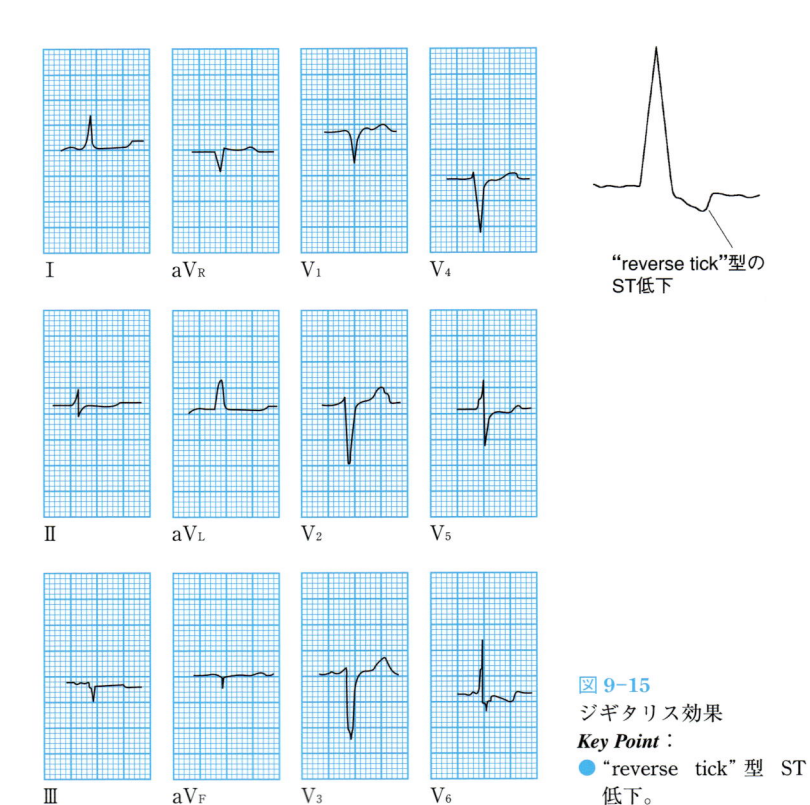

"reverse tick"型の ST低下

図 9-15
ジギタリス効果
Key Point：
- "reverse tick"型 ST 低下。

> **薬剤を処方する前に**
> 異常な心電図の患者では，必ず薬物服用歴をきくこと。

■"ストレイン"を伴う心室肥大

左室肥大と右室肥大については第8章で述べた。高いR波，深いS波とともに"ストレイン"パターンとして：

- STの低下
- T波の陰転

が肥大側の誘導に見られる（図9-16）。

こうした心電図変化がなぜ見られるのか本当のところはよくわかっていないし，"ストレイン"という言葉も誤解を招きやすい。T波の陰転を含め，心

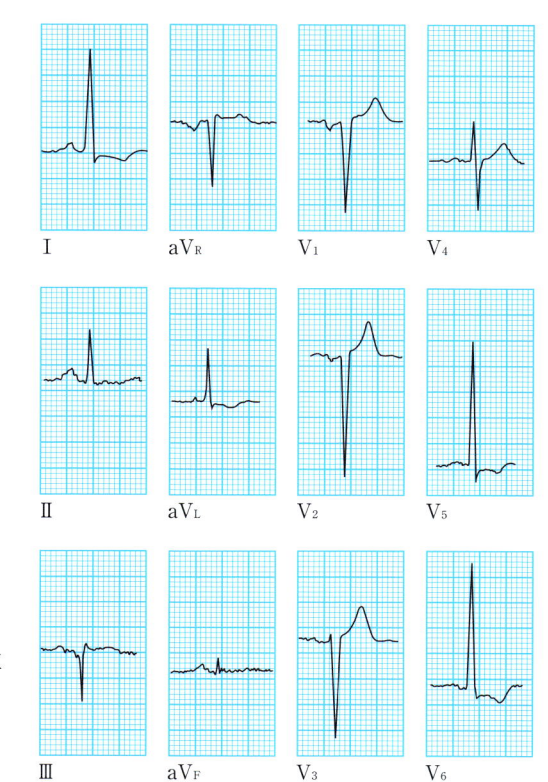

図 9-16
"ストレイン"を伴う左室肥大
Key Point：
- 高いR波と深いS波。
- V_5, V_6誘導の陰性T波。

室肥大に特有な心電図変化に出会ったら，第8章で述べたような方針で肥大の確認と病態の検索につとめる．

■ J波はあるか？

J波はOsborn波ともよばれ，おもに低体温(33℃以下)のときに見られる．低体温症患者の80%に認められるが，正常体温であっても目にすることがあるので，低体温に特異的な所見とも言いにくい．

　J波とはQRSとST部分との移行部に見られる小さな陽性の振れ(図9-17)のことで，下壁誘導や側壁誘導に出現しやすい．

　低体温症にはJ波以外にも，房室ブロック，心房細動，QRS幅の拡大，QT延長，心室不整脈，心停止なども見られる．

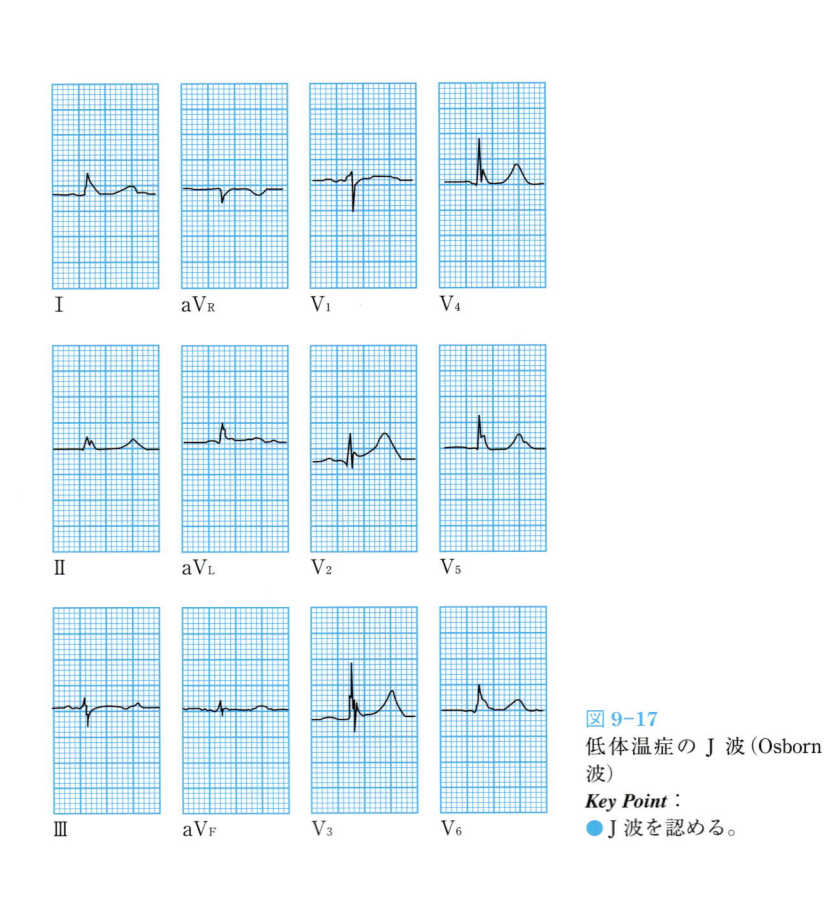

図9-17
低体温症のJ波(Osborn波)
Key Point：
●J波を認める．

まとめ

STを評価するためには：
1．STが上昇しているか？
Yesなら：
- ST上昇型急性冠症候群
- 左室瘤
- Prinzmetal型（血管攣縮性）狭心症
- 心膜炎
- 早期再分極
- 左脚ブロック
- Brugada症候群

2．STが低下しているか？
Yesなら：
- 心筋虚血
- 急性後壁梗塞
- ST上昇型心筋梗塞のときの対側性変化（reciprocal change）
- 薬物（ジゴキシン）
- "ストレイン"を伴う心室肥大

3．J波はあるか？
Yesなら：
- 低体温症

10

T 波

ST 部分がすんだら，今度は T 波の大きさや方向に目を向けよう。T 波は心室の再分極に対応する。図 10-1 はごく一般的な T 波の形や向きを示している。

V_1，aV_R誘導は T 波が陰転しているのが自然である。Ⅲ，V_2誘導，時にはV_3誘導でも T 波が陰転していることもあるが，これも正常とみなせることが多い。これについては本章の後半で述べる。

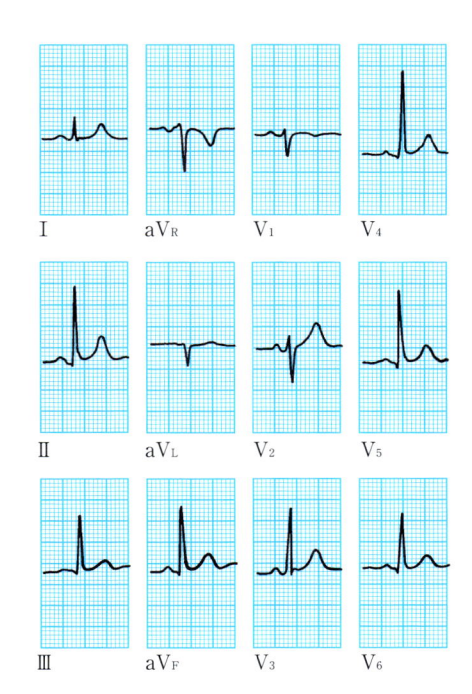

図 10-1
正常 12 誘導心電図
Key Point：
● T 波の形や方向は誘導ごとに異なる。

T波の異常には3通りある：
- T波が高すぎないか？
- T波が低すぎないか？
- 陰転したT波はあるか？

T波が高すぎないか？

T波の高さについて広く使われている正常の基準はないが，R波の半分を超えないことが普通である．多くの経験を積んで正常亜型がどういうものかわかってくれば，なんとなくT波の異常を察知できるようになるだろう．

T波が異常に高いと感じたら，次のどちらかを考える：
- 高カリウム血症
- 急性心筋梗塞

いずれかの可能性があるとき，どうすべきかこの先で述べる．

高いT波は実は正常亜型がほとんどであり，1回の記録だけで判断するには限界がある．以前の心電図と比較してかなりT波高が増していれば，異常の可能性が高い．

■高カリウム血症

血中のカリウム濃度が上昇すると，高い"テント状"T波が生じる（図10-2）．

この高カリウム血症においてはT波の幅も広くなり，ST部分とT波の上行脚の境界もわかりにくくなる．高カリウム血症ではまた：
- P波が平低となり消失することがある．
- PR時間が延長する．
- QRS幅が増加する．
- 不整脈が生じる．

高カリウム血症が確認されたら，なぜそういう事態におちいっているのか理由を明らかにしなければならない（例：腎不全）．とくに不用意なカリウム補給がなされていないか，あるいはカリウム保持性利尿薬を使用していないかは大事なポイントである．

薬剤を処方する前に

異常心電図の患者では，薬物服用について詳細な聴取が重要。

高カリウム血症は致死的な不整脈をまねく。高カリウム血症を疑わせる心電図異常が見られたり，血清カリウム濃度が 6.5 mmol/L を超えるときには，緊急の治療を要する。

対処を急げ

重度の高カリウム血症は緊急事態である。迅速な診断と治療が必要である。

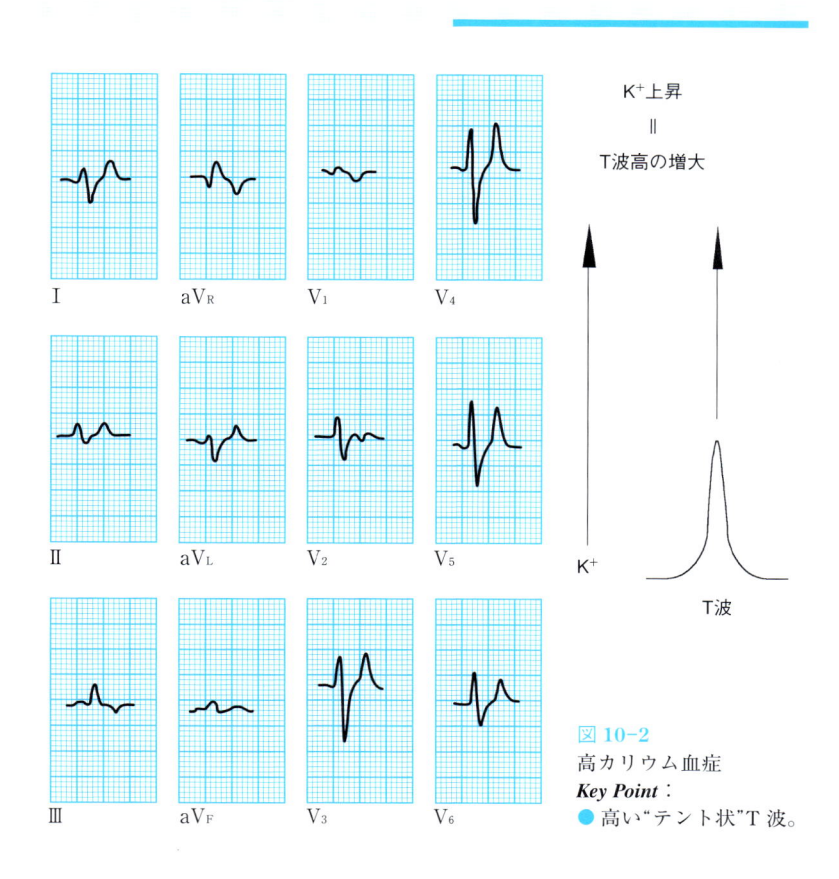

図 10-2
高カリウム血症
Key Point：
● 高い"テント状"T 波。

■**急性冠症候群**

高い"超急性期"のT波は，急性心筋梗塞の初期に見られる(図10-3)。T波増高は，傷害心筋から放出されたカリウムにより局所で高カリウム血症を生じるためであると考えられる。

　高いT波はとくに急性後壁梗塞にも特徴的である(p.123参照)。左室後壁梗塞の胸部誘導には，他領域の梗塞とは逆の(すなわち"鏡像的"な)心電図変化が現れる。したがってV₁～V₃誘導には心筋梗塞に特徴的な異常Q波，ST上昇，陰性T波のかわりに，R波，ST低下，T波の先鋭な増高が見られる(図8-4)。

　急性心筋梗塞の診断と治療は第9章に記した。

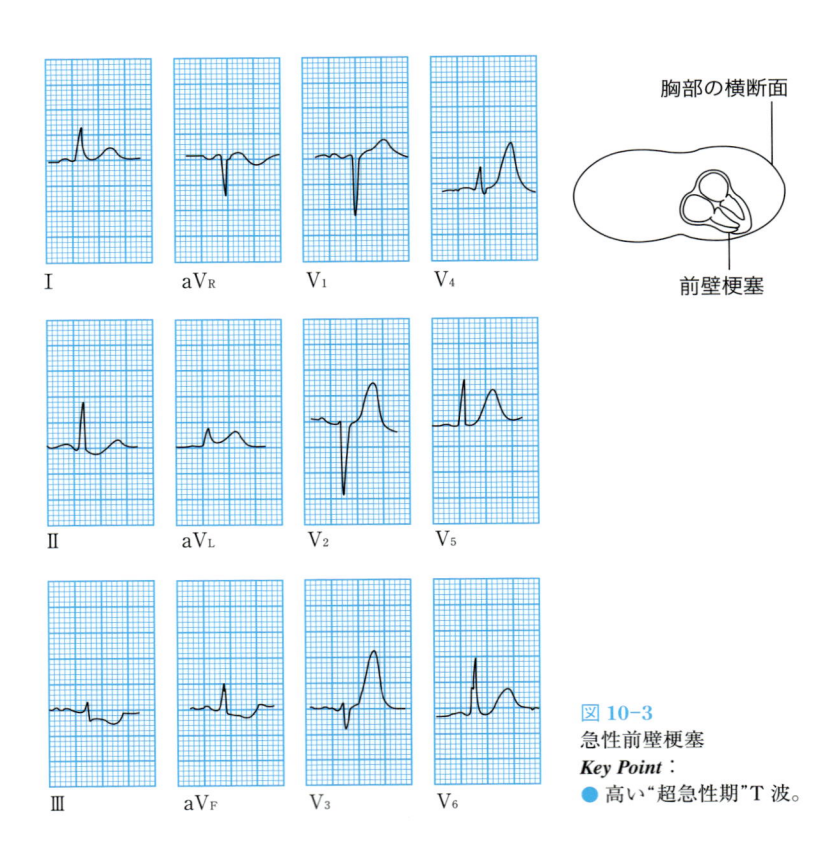

図 10-3
急性前壁梗塞
Key Point：
● 高い"超急性期"T波。

> **助言を求めよう**
>
> 急性心筋梗塞は迅速な治療を必要とする。すみやかに専門医に助言を求めよう。

T波が低すぎないか？

高いT波と同じく，T波が低いかどうかの判断もかなり主観的なものである。

T波が低すぎると思ったら，次のような可能性がある：
- 低カリウム血症
- 心膜液貯留
- 甲状腺機能低下症

これらの診断と治療を述べる。

■低カリウム血症

高カリウム血症が高いT波を生じるのとは対照的に，低カリウム血症ではT波が低くなる（図10-4）。低カリウム血症に伴う他の変化にも目を向ける：
- 1度房室ブロック
- ST低下
- 著明なU波

心電図から低カリウム血症が疑われたら，症状（例：筋力低下，痙攣）や治療状況を把握する。低カリウム血症はさまざまな状況で見られるが，とりわけ利尿薬による場合が多い。

> **薬剤を処方する前に**
>
> 異常な心電図を見たら，薬物の服用歴を詳細に聴取すること。

より著明な低カリウム血症や症状を伴うなら，経静脈的にゆっくりと塩化カリウムを補給する。

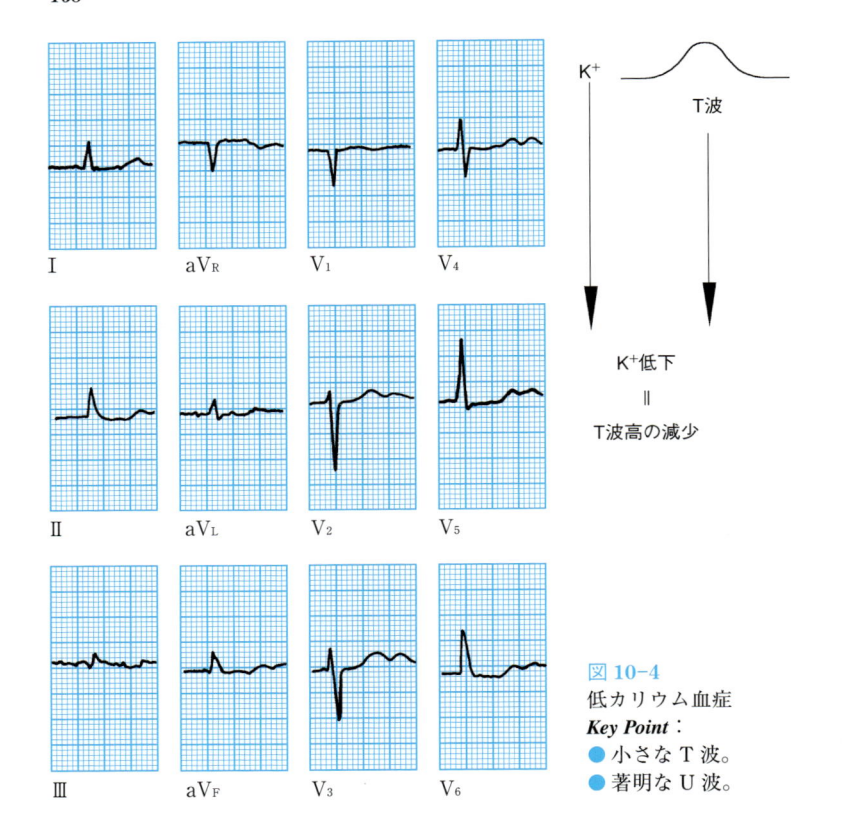

図 10-4
低カリウム血症
Key Point：
● 小さな T 波。
● 著明な U 波。

対処を急げ

著明な低カリウム血症は緊急事態。迅速な診断と治療が必要である。

■ **心膜液貯留**

T 波だけでなく，すべての心電図成分が小さくなっていたら，心膜液貯留が考えやすい。

心膜液貯留の診断と治療の詳細は 126 ページを参照。

■ **甲状腺機能低下症**

甲状腺機能低下症でも QRS や T 波が減弱するが，もっとも特徴的なことは

洞徐脈である(p.27 参照)。

　病歴と身体所見を注意深く評価し，T_3，T_4，甲状腺刺激ホルモン(TSH)を測定すれば診断できる。

陰転した T 波があるか？

T 波の陰転が見られたら，以下のような考察を行う：
  ● 正常範囲か？
次のような T 波の陰転は正常とみなす：
  ● aV_R と V_1 誘導(図 10-1)
  ● 若年者の V_2 誘導
  ● 黒人の V_3 誘導(図 10-5)

　陰性 T 波はⅢ誘導でも正常であり，小さい Q 波を伴いやすい ── これらの所見は息を吸った状態では消失しやすい(図 7-3 参照)。

　他の誘導での陰性 T 波は一般的に異常と考えられるため，次の各項に該当しないかどうか考える：
  ● 心筋虚血
  ● 心筋梗塞
  ● "ストレイン"を伴う心室肥大
  ● ジギタリス中毒

のちほどこれらの診断と治療にふれる。

　陰性 T 波を心電図異常に含む病態はいろいろあるが，T 波の陰転があってもとりたてて病気ともいえないことがある。しかし，先に述べた原因が否定されたら，念には念を入れるつもりで以下のことがらもルールアウトしておきたい。
  ● 発作性頻拍が停止した後(第 3 章参照)
  ● 脚ブロック(第 8 章参照)
  ● 心膜炎(第 9 章参照)
  ● 恒久的心室ペーシング(第 14 章参照)

最後に，T 波が陰転しても心電図だけでは診断できないものを挙げると：
  ● 過換気症候群
  ● 僧帽弁逸脱症候群
  ● 肺塞栓

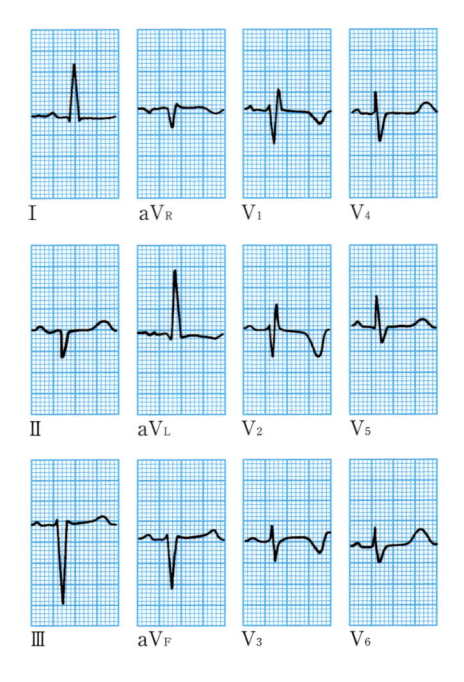

図 10-5
健常黒人に見られる T 波陰転
Key Point：
- 黒人では V_1〜V_3誘導の T 波陰転は正常である。

- くも膜下出血

患者がこのいずれかにあてはまりそうなら，陰性 T 波の原因をつきつめる意味はない。

■心筋虚血

ST 低下は心筋虚血のときもっともよく見られるものだが（第 9 章），傷害心筋に目を向けている誘導には T 波の陰転も生じうる（図 10-6）。虚血が早めに解消されれば，心電図異常も緩和消失する。

　ベースラインから陰性 T 波を認めるとき（例：心筋梗塞後）は，虚血発作時に一過性に T 波が陽転することがある。これは T 波の"偽正常化（pseudo-normalization）"と呼ばれる。

　心筋虚血の治療については 155 ページに詳しく述べた。

■心筋梗塞

陰性 T 波は梗塞後には長く残存する（しばしば永久に消えない）。第 9 章で心筋梗塞は以下の 2 つに分けられることを述べた：

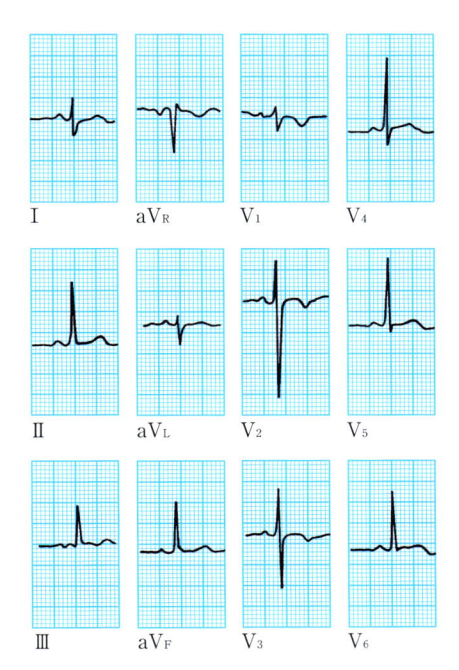

図 10-6
心筋虚血に伴う T 波陰転
Key Point：
- 心筋虚血に伴う T 波陰転（V_1〜V_3誘導）は可逆的。

- ST 上昇型心筋梗塞
- 非 ST 上昇型心筋梗塞

　T 波の陰転は ST 上昇型，非 ST 上昇型いずれの心筋梗塞においても認められる。ST 上昇型心筋梗塞では，上昇していた ST 部分が基線に戻るにつれて，T 波が陰転する（図 10-7）。陰性 T 波は持続することもあれば，正常に戻ることもある。非 ST 上昇型心筋梗塞では，ST 低下だけのこともあれば，T 波の陰転を伴うこともある（図 10-8）。

　心電図上異常な陰性 T 波があれば，胸痛の有無，心筋梗塞や狭心症の既往をたずね，虚血性心疾患の危険因子も検討する（表 9-1 参照，p.142）。

　急性心筋梗塞の治療は第 9 章に詳しく述べた。

対処を急げ

急性心筋梗塞は緊急事態。迅速な診断と治療が必要である。

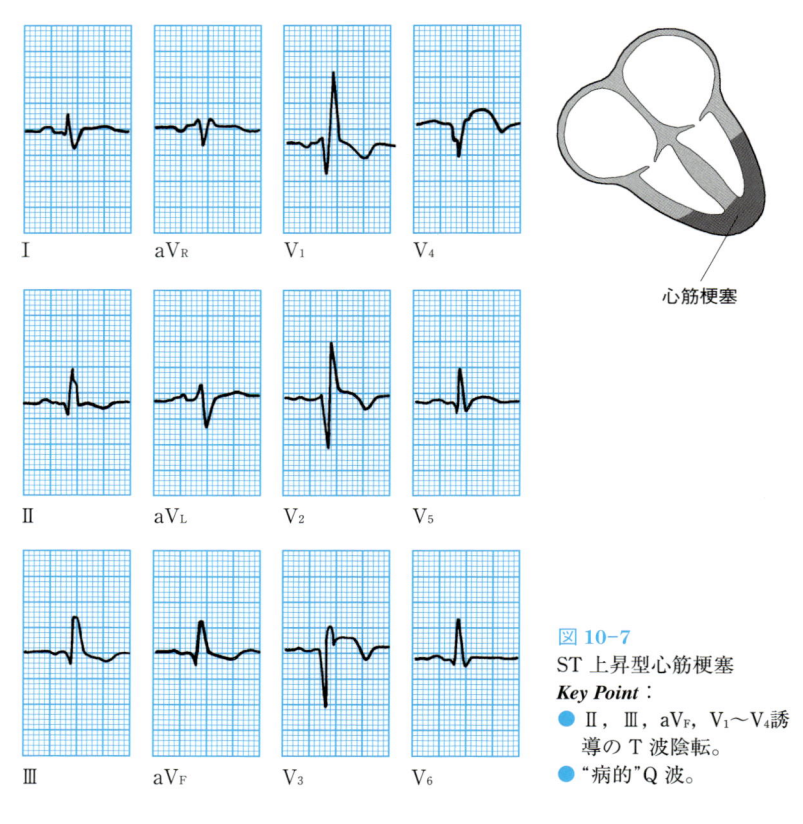

図 10-7
ST 上昇型心筋梗塞
Key Point：
- Ⅱ，Ⅲ，aV_F，V_1〜V_4 誘導の T 波陰転。
- "病的"Q 波。

■心室肥大

心室肥大では高い R 波と深い S 波（第 8 章）に加え，ST 低下と T 波陰転を生じることがある。これは通常"ストレイン"パターンと呼ばれている（p.159 参照）。

"ストレイン"パターンは，肥大した心筋に重点を置いている誘導に観察される。左室肥大の心電図異常はⅠ，aV_L，V_4〜V_6 誘導に見られ，右室肥大では V_1〜V_3 誘導に変化が生じる。

"ストレイン"パターンという言葉は，メカニズムがはっきりしないため誤解を生みやすい。たとえば大きな肺塞栓では確かに心仕事量が増加し"ストレイン"パターンとなるが，まったく心室に過負荷のない心室肥大でもこの所見が見られる。

心室肥大を示す他の心電図所見とともに陰性 T 波があるときは，第 8 章に述べたように念入りな評価を要する。

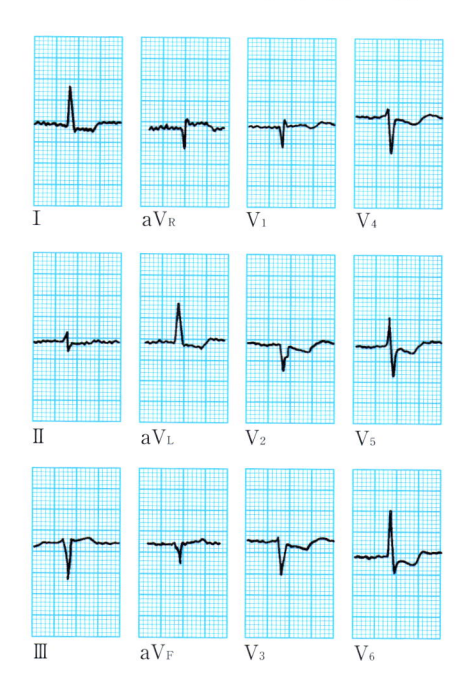

図 10-8
ジギタリス中毒
Key Point：
- V_2〜V_6誘導の T 波陰転。
- 心房細動に対するジゴキシン投与例。

■ジギタリス中毒

陰性 T 波を見たら，ジギタリス治療の有無を確認することを忘れてはならない。陰性 T 波はジゴキシンを服用しているときの心電図所見の 1 つであって（表 9-4），ジギタリス中毒そのものを意味しているわけではない。それでもジギタリス中毒になるくらいなら，陰性 T 波も目立ってくるだろう（図 10-8）。

ジギタリス中毒の診断と治療は 157 ページに詳しく述べた。

薬剤を処方する前に

異常な心電図を見たら，薬物の服用歴を詳細に聴取する。

まとめ

T波を診断するためには以下の質問を行う：

1．T波が高すぎないか？

Yes なら：
- 高カリウム血症
- 急性心筋梗塞

2．T波が低すぎないか？

Yes なら：
- 低カリウム血症
- 心膜液貯留
- 甲状腺機能低下症

3．T波が陰転しているか？

Yes なら：
- 正常(aV_R，V_1誘導)
- 正常亜型(V_2，V_3，Ⅲ誘導)
- 心筋虚血
- 心筋梗塞
- "ストレイン"を伴う心室肥大
- ジギタリス中毒

また以下の病態も考慮する：
- 上室頻拍後(第3章)
- 脚ブロック(第8章)
- 心膜炎(第9章)
- 恒久的心室ペーシング(第14章)
- 過換気症候群
- 僧帽弁逸脱症候群
- 肺塞栓
- くも膜下出血

11

QT 時間

T 波に続いて QT 時間の測定にうつる。QRS の始まりから T 波の終りまでを QT 時間といい(図 11-1)，心室の電気的活動の持続時間(脱分極から再分極まで)を表す。

QT 時間を計測するとき，U 波でなく(U 波が存在するときは第 12 章参照) T 波の終末までを計測することが重要である。U 波を T 波と誤ることは稀でなく，QT 時間を過大評価することになる。これを避けるには，U 波がもっとも目立ちにくい aV_L 誘導で計測すればよい。

心電図上の他のパラメータと同じように，QT 時間の異常にも 2 つの可能性がある：

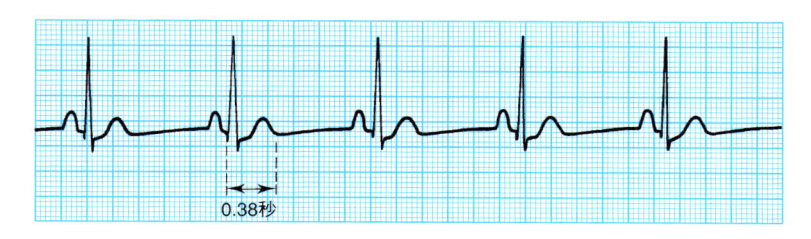

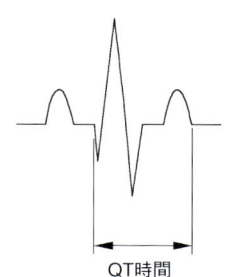

図 11-1
QT 時間
Key Point： ● この QT 時間は 0.38 秒である。

- QT 時間が延長している。
- QT 時間が短縮している。

QT 時間が正常かどうかを知るために，得られた値をそのまま基準にあてはめることはできない。これは QT 時間が心拍数に依存するからである。つまり，心拍数が高ければ QT 時間は短縮する。このため，次の公式を用いて補正 QT（QTc）時間を計算する：

$$QTc = \frac{QT}{\sqrt{RR}}$$

QTc は補正 QT 時間，QT は測定した QT 時間，RR は測定した RR 時間（すべて秒単位）である。QT 時間の補正に関して興味のある人は，コラムを見る

◆**QT 時間をなぜ補正するか？**

QT 時間は心拍数に依存して変化するので，QT 時間の補正が必要となる。心拍数が高ければ正常の QT 時間は短縮する。異なった心拍数における QT 時間の正常範囲に関する表や図も利用可能だが，患者の QT 時間が正常かどうかを確認するたびに表や図を引っぱり出すのは面倒である。

もっとも繁用されているのは，心拍数 60/分を基準にして QT 時間を補正することである。これにより QT 時間の正常値を 1 つだけ覚えればよいことになる。

補正 QT 時間（QTc 時間）の計算には電卓を用いる。測定した QT 時間（秒単位）を先行する RR 時間（秒単位）の平方根で割る。これが Bazett の公式である：

$$QTc = \frac{QT}{\sqrt{RR}}$$

RR は連続する RR 間の時間で，心電図から直接測ることもできるが，60 を心拍数で割ってもよい。たとえば，心拍数が毎分 80 の場合には，RR 時間は 0.75 秒である。

高性能の心電計では自動的に QTc 時間を印刷してくれるものも多い。しかし，自動計測には間違いもあるので，自分でも確認したい。

心拍数 60/分での正常 QT 時間，すなわち QTc 時間の正常範囲は 0.35〜0.44 秒である。

こと。

　QTc の正常値は 0.35〜0.44 秒である。しかし，0.44 秒で正常と異常にはっきり区別することは意味がなく，異常かどうかを判断する際のおおまかな目安でしかない。さらに，女性の QT 時間は男性に比べてやや長い傾向があり，QTc の正常値上限を男性 0.44 秒，女性 0.45 秒と分けるべきだと主張する専門家もいる。

　したがって QT 時間を評価するときには，次の 2 つのことを考える：
- QTc が 0.35 秒より短いか？
- QTc が 0.44 秒より長いか？

　もしどちらかが Yes なら，本章の該当するところに進み，次に行うべきことを確認すること。

QTc 時間が 0.35 秒より短いか？

0.35 秒を下回る QTc 時間は異常であり，以下の可能性を考える。
- 先天的な QT 短縮症候群
- 高カルシウム血症
- ジギタリス効果

■先天性 QT 短縮症候群

先天性 QT 延長症候群はよく知られているが，先天性 QT 短縮症候群のほうはごく最近認知されるようになった疾患である。先天性 QT 短縮症候群は常染色体優性遺伝を示し，*KCNH2*，*KCNQ1*，あるいは *KCNJ2*（それぞれ異なるカリウムチャネルとリンク）の異常が報告されている。プログラム刺激により多くの患者で心室細動が誘発され，突然死の家族歴や心房細動を有する。QTc 時間は実際かなり短縮しており，0.33 秒より短ければ本疾患を疑うことになる。

　植込み型除細動器は決め手となる治療選択だが，かなり若年の患者では適応の判断が難しい。QT 短縮症候群のなかには QT 時間を延ばす薬物治療が考慮されることがある。本疾患の治療は容易でなく，不整脈専門医にまかせることが望ましい。

> **助言を求めよう**
>
> 先天性 QT 短縮症候群は致死的となる。急いで専門医の助けを得よう。

■高カルシウム血症

高カルシウム血症の QTc 時間短縮は，心室の再分極が促進されることにより生じる（図 11-2）。

高カルシウム血症は食欲不振，体重減少，吐き気，嘔吐，腹痛，便秘，口渇，多尿，筋力低下，うつ状態などの症状を伴う。

高カルシウム血症では著明な U 波（第 12 章）が見られることがある。血清カルシウム濃度（患者のアルブミン濃度で補正する）を測定すれば診断できる。原因疾患を表 11-1 にまとめた。

高カルシウム血症の治療は，長期的には原因疾患に依存する。すぐに治療が必要かどうかは，症状と血清カルシウム濃度による。著明な高カルシウム血症では次のような緊急治療を行う：

- 0.9%生理食塩水静注（例：3〜4 L/24 時間）
- フロセミド静注（輸液後，6〜12 時間ごとに 20〜40 mg）
- ビスホスホン酸塩（例：disodium pamidronate ── 2 時間で 30 mg）
- サイアザイド系利尿薬/ビタミン D 製剤の中止
- 12 時間ごとに尿素窒素，電解質，カルシウム濃度を測定

> **対処を急げ**
>
> 著明な高カルシウム血症は緊急事態。迅速な診断と治療が必要である。

■ジギタリス効果

QT 短縮はジゴキシン治療に伴う心電図所見の 1 つである（表 9-4 参照，p.158）。

ジギタリス効果は病的な所見ではなく，ジギタリス中毒を意味するものでもないことに注意。ジゴキシンの心電図に対する効果は第 9 章に詳しく述べた。

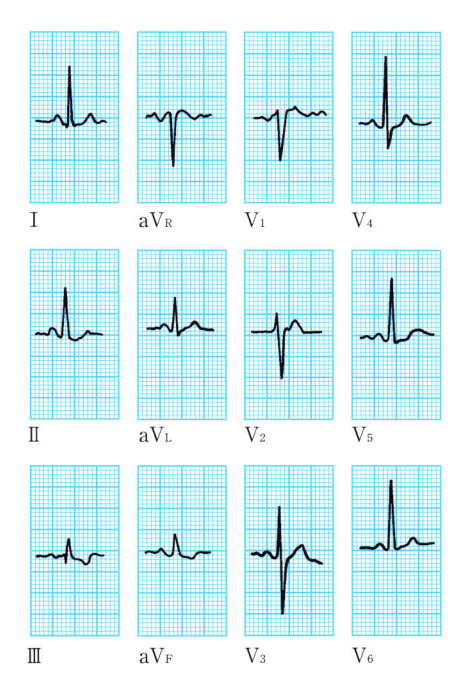

図 11-2
高カルシウム血症における QT 短縮

Key Point：
- QT 時間は 0.26 秒である。
- 心拍数は 100/分であり，QTc 時間は 0.34 秒となる。

表 11-1　高カルシウム血症の原因

- 副甲状腺機能亢進症
  - 特発性
  - 二次性
- 悪性腫瘍(骨髄腫を含む)
- 薬物
  - サイアザイド系利尿薬
  - ビタミン D 多量摂取
- サルコイドーシス
- 甲状腺中毒症
- ミルクアルカリ症候群

薬剤を処方する前に

異常な心電図を見たら，薬物の服用歴を詳細に聴取すること。

QTc 時間が 0.44 秒より延長しているか？

Yes なら患者の補正 QT 時間は延長している。

考えなければならない原因は：
- 低カルシウム血症
- 薬物効果
- 急性心筋炎
- QT 延長症候群

それぞれに対する対応はあとに述べる。

診断に直接結びつくわけではないが，QT 延長が出現しうる病態を列挙する：
- 急性心筋梗塞
- 脳障害
- 肥大型心筋症
- 低体温

このような病態で QT 延長が見られることを覚えておけば，QT 延長がどうして生じているのか悩む手間が省ける。

■低カルシウム血症

低カルシウム血症は QT 延長をまねくことが知られている（図 11-3）。

臨床的所見（末梢性，口唇のしびれ，テタニー発作，精神障害）が特徴的である。Trousseau 徴候（血圧計のカフで橈骨動脈を圧迫したときに生じる手首の痙攣），Chvostek 徴候（顔面神経上を叩いたときに生じる顔面筋肉の twitching），乳頭浮腫を確認する。カルシウム濃度は駆血帯をあまり強く巻かずに採血した血液で測定すべきだが，補正のために同時にアルブミン濃度も測る。

低カルシウム血症とわかれば，原因疾患をさがす（表 11-2）。

低カルシウム血症の治療は，症状の重篤度に依存する。著明な低カルシウム血症にはカルシウム静注（10%グルコン酸カルシウム 10 ml）を行う。症状が軽微なら，カルシウム剤を経口で補い，必要に応じてビタミン D 製剤を投与する。過剰な治療によって高カルシウム血症にならないように，反復して血清カルシウム濃度を測定する。

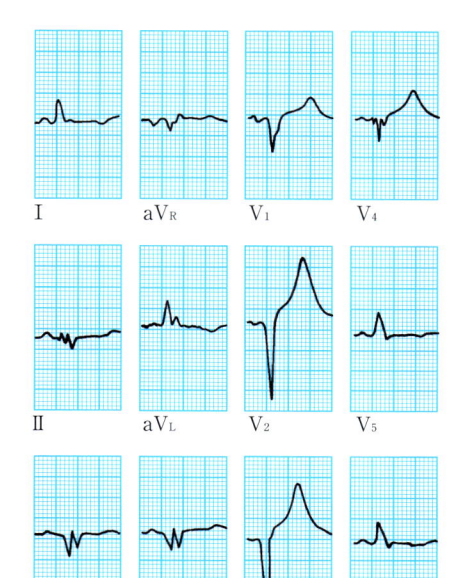

図 11-3
低カルシウム血症における QT 延長

Key Point：
- QT 時間は 0.57 秒である。
- 心拍数は 51/分で，QTc 時間は 0.52 秒である。

表 11-2　低カルシウム血症の原因

- 副甲状腺機能低下症
  - 甲状腺術後
  - 自己免疫性
  - 先天性（DiGeorge 症候群）
- 偽性副甲状腺機能低下症
- 慢性腎不全
- ビタミン D 欠乏/抵抗性
- 薬物（例：カルシトニン）
- 急性膵炎

■薬物効果

多くの抗不整脈薬は心筋の再分極を遅延させて QT 時間を延長させる。キニジン，プロカインアミド，ジソピラミドはいずれもこれに該当する。QT 延長は三環系抗うつ薬投与でも見られる。

　薬剤による QT 延長はときに torsades de pointes の誘因となり（第 3 章参照），心室細動や突然死にもつながる。遅滞なく察知し，抗不整脈薬の使い方について専門医に相談する。

> **薬剤を処方する前に**
> 異常な心電図を見たら,服薬歴を詳細に聴取する。

■急性心筋炎

QT 延長はリウマチ性心筋炎にもっともよく見られるが,実はどのような心筋炎においても生じうる。

臨床所見としては発熱,胸部不快感,動悸,心不全徴候(呼吸困難,疲労感)が多い。身体所見では心音の減弱,心膜擦過音,頻脈傾向,IV音からなる奔馬調律が挙げられる。原因疾患に特徴的な所見を認めることもある(表11-3)。

QT 延長とともに心筋炎で見られる変化は:
- ST 部分の偏位
- T 波陰転
- 伝導ブロック(程度はさまざま)
- 不整脈

胸部 X 線写真では心拡大が見られる。心筋生検では急性の炎症所見が観察され,心筋マーカーは上昇している。稀に血清ウイルス抗体価により起因ウイルスが判明する症例もある。

急性心筋炎の治療は対症的なものとなり,安静臥床が勧められる。心不全,不整脈,心ブロックの治療を必要に応じて行う。薬物に反応する病原体なら抗生物質を投与する。多くは順調に回復するが,心不全が残ることもある。

表 11-3 心筋炎の原因
- 感染
  - ウィルス(例:コクサッキー,インフルエンザ)
  - 細菌(例:急性リウマチ熱,ジフテリア)
  - 原虫(例:Chagas 病,トキソプラズマ)
  - リケッチア
- 薬物(例:クロロキニン)
- 中毒性物質(例:鉛)
- 周産期

> **助言を求めよう**
> 急性心筋炎は専門家の評価を必要とする。すみやかに専門医のアドバイスを受けること。

■QT 延長症候群

ナトリウムチャネルあるいはカリウムチャネルの異常により心室不整脈が生じ，さらに突然死をまねく遺伝性疾患が数多く報告されている。中でも QT 延長症候群(LQTS)が代表的なものである。

遺伝子異常の詳細も明らかになりつつある。カリウムチャネルの異常は LQT1 と LQT2，ナトリウムチャネルの異常は LQT3 である。LQTS には次のような症候群に分類されることもある。

- Romano-Ward 症候群
- Jervelle and Lange-Nielsen 症候群

Romano-Ward 症候群は心室頻拍，torsades de pontes，あるいは心室細動により頻回の失神や突然死をきたす常染色体優性遺伝の疾患である。

Jervelle and Lange-Nielsen 症候群は稀な病態であり，常染色体劣性遺伝を示す。先天性難聴を伴う点で Romano-Ward 症候群とは異なる。

QT 延長症候群は十分なリスク評価と治療が必要である。ハイリスクなら通常は植込み型除細動器を要する。

> **助言を求めよう**
> QT 延長症候群は致死的な症候群である。すみやかに専門医のアドバイスを受けること。

まとめ

QT 時間を評価するためには以下の質問を行う：

1．QTc 時間が 0.35 秒より短いか？

Yes なら：
- 先天性 QT 短縮症候群
- 高カルシウム血症
- ジギタリス効果(p.158)

さらに
- 高体温　も忘れない。

2．QTc 時間が 0.44 秒より延長しているか？

Yes なら：
- 低カルシウム血症
- 薬物効果
- 急性心筋炎
- QT 延長症候群

さらに，以下も忘れないこと。
- 急性心筋梗塞(p.140)
- 脳障害
- 肥大型心筋症
- 低体温

12

U 波

　U 波は T 波の後ろに位置し（図 12-1），正常でも見られるが，はっきり見えないことも多い。見えるとすれば V_2〜V_4 の胸部誘導に多い。
　U 波がなぜ現れるかには諸説があり，心室の中層あたりに活動電位が長く

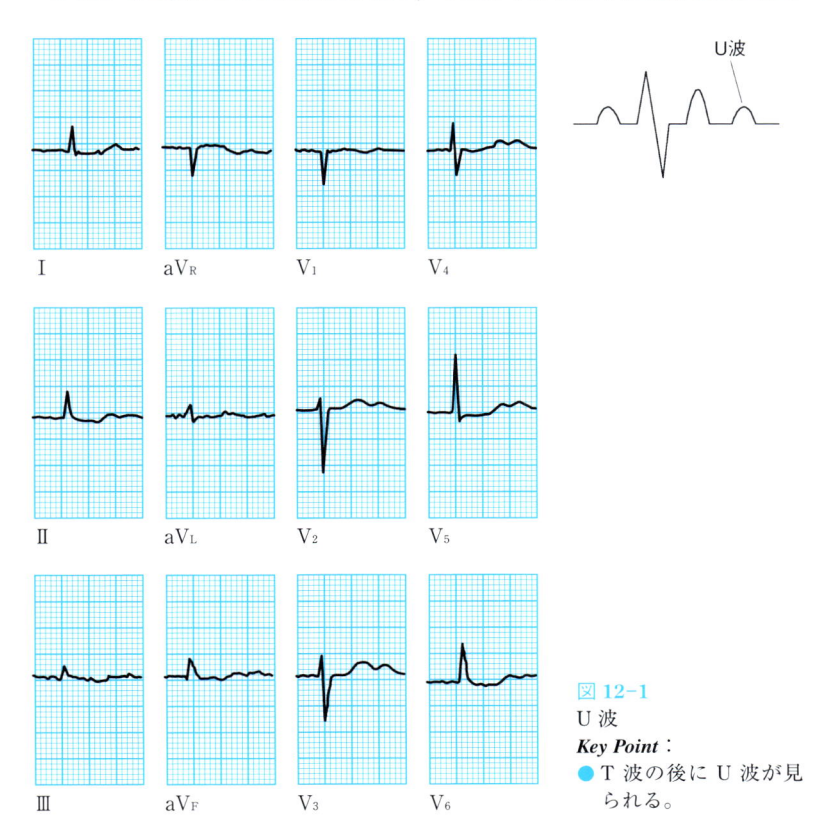

図 12-1
U 波
Key Point：
● T 波の後に U 波が見られる。

なるところがあるためという見解も提案されている。

正常者の U 波は小さく，その極性は先行 T 波と一致する。陰転した T 波に陰性 U 波が続くことが多く，共通した機転に基づくものであることがうかがわれる。

U 波がそれ自身異常ということもあり，U 波を評価する際は以下の点を考慮する：

- U 波が著明でないか？

Yes なら，のちほど掲げるいろいろな可能性を考えてみよう。

U 波が著明でないか？

U 波高の正常値というものが存在しないので，この質問に対してすっきりした答えはない。U 波が大きいという判断は客観的な計測によるものではなく，むしろ主観的な印象による。多くの心電図を見て，正常な U 波とはどういうものか自分なりの尺度を得るしか方法はない（このことは他の心電図所見にもあてはまる）。

早い話，U 波の大きさをあまり重視してはならない。U 波は次のような病状についてヒントとなるにすぎない：

- 低カリウム血症
- 高カルシウム血症
- 甲状腺機能亢進症

どれか可能性がありそうなら，この章の該当するところに進んで，どう対処するか学んでほしい。

■低カリウム血症

著明な U 波は低カリウム血症患者に見られるいろいろな心電図異常の 1 つにすぎない（図 12-2）。他の心電図変化としては：

- 1 度房室ブロック（第 6 章参照）
- ST 部分の低下（第 9 章参照）
- 平低 T 波（第 10 章参照）

低カリウム血症の診断と治療は 167 ページに詳しく述べた。

図 12-2
低カリウム血症
Key Point：
- V_2〜V_4誘導で著明な U 波が見られる。

> **対処を急げ**
>
> 著明な低カリウム血症は緊急事態。迅速な診断と治療が必要である。

■高カルシウム血症

高カルシウム血症のメインな所見は QT 短縮だが，U 波が目立つようなら高カルシウム血症を考える（第 11 章）。

血清カルシウム濃度を確認する（アルブミン濃度で補正する）。
高カルシウム血症の治療は 178 ページに詳しく述べた。

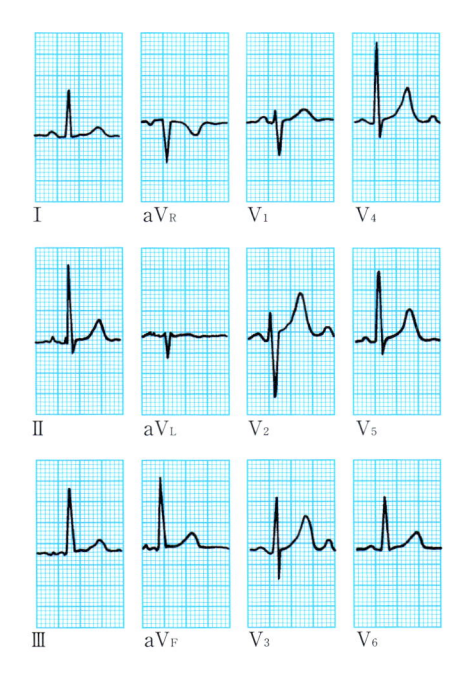

■甲状腺機能亢進症

頻脈（第 2 章）を伴う顕著な U 波を見たら，甲状腺機能亢進症を考えよう。もっとも，この疾患で U 波の異常がそれほど多いわけではない。

ともかく，T_3，T_4，TSH の濃度を測定して診断を確定する。

まとめ

U波を評価するためには以下の質問を行う：

1. U波が大きすぎないか？

Yesなら：
- 低カリウム血症
- 高カルシウム血症
- 甲状腺機能亢進症

注意：U波が陰転している場合にはT波も陰転していることが多い。陰転T波を示す病態は第10章に述べた。

13 心電図のアーチファクト

通常の心臓の電気現象としては不自然で，患者の様子とつじつまが合わない心電図異常を見たら，下のような理由によるアーチファクト(artifact)の可能性がある：
- 電極のつけ間違い
- 外部の電気干渉
- 較正の間違い
- 紙送り速度の間違い
- 患者の体動

それぞれについて述べる。

> ◆注　意
> - 心電図所見が被検者の状態と食い違っているように見えたら，1回だけの心電図にまどわされてはならない。
> - 心電図異常がアーチファクトによると思われるなら，躊躇せずもう一度記録しよう。

電極のつけ間違い

それぞれの電極の正しい位置は第1章に述べた。うっかり電極を取り違えてしまうことがあり，とくに肢誘導で起きやすい。

　図13-1は上肢の誘導を左右取り違えた記録である。わずかな異常にとどまることもあるが，あまり見かけたことのない波形の逆転を目にしたら，電

正しい肢誘導　　左右上肢のつけ間違い

I　　aVR　　I　　aVR

II　　aVL　　II　　aVL

III　　aVF　　III　　aVF

図 13-1
電極のつけ間違い
Key Point：
● 左右の肢電極を取り違えた。

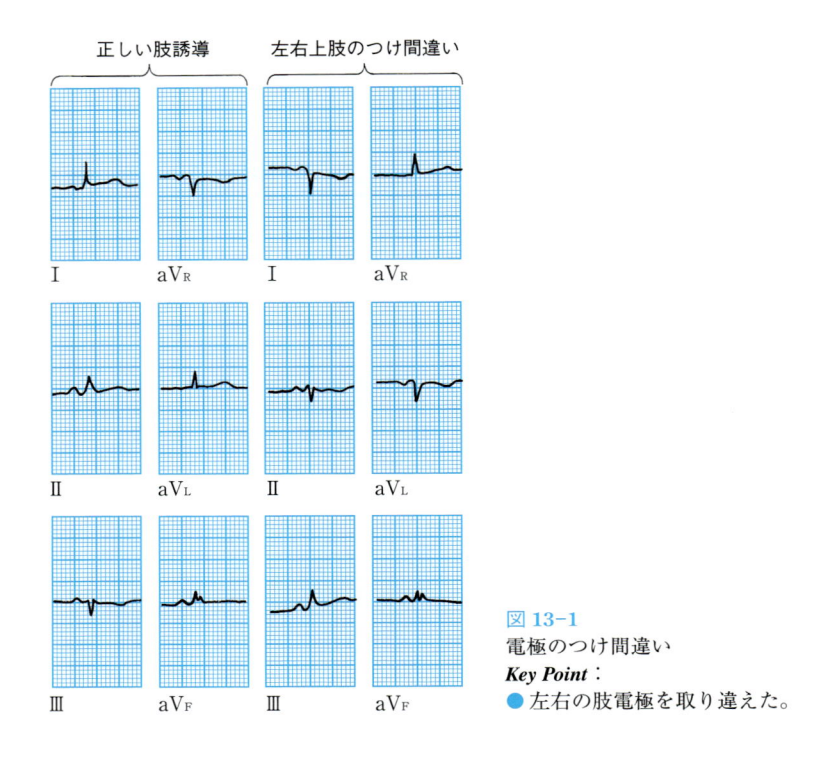

極のつけ間違いを疑う。

外部の電気干渉

外部の電気干渉（例：電気器具）が病院内での心電図記録の妨げになることは少ない。しかし，患者の家庭におもむいて心電図記録を行うときは，アーチファクトとしては電化製品からの 50 Hz の電気干渉がもっとも多いといわれる。このタイプのアーチファクトは心電図の解釈をまどわしたり，不可能とする。

　患者の家庭で記録された心電図については，常にこのことを頭に入れておく。干渉の原因がわからず，うまく取り除けないなら，場所を移動して記録するしかない。

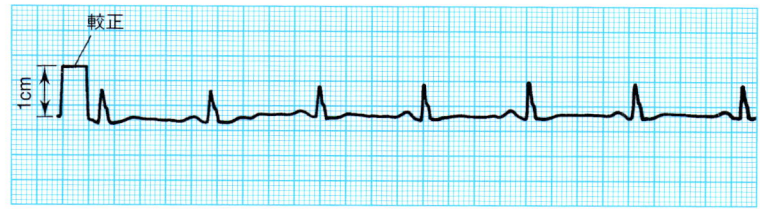

13 心電図のアーチファクト　191

図 13-2
正しい較正
Key Point：● 1 cm のキャリブレーションに注意。
　　　　　　　● 1 mV＝1 cm。

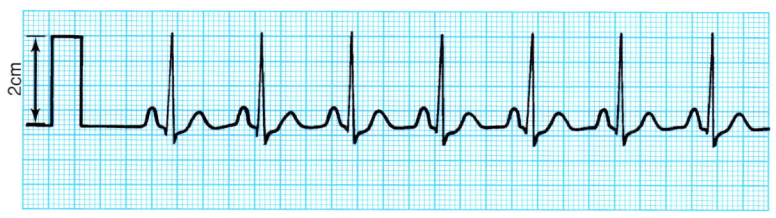

図 13-3
誤った較正
Key Point：● 1 mV＝2 cm。

較正の間違い

標準の心電図では 1mV が 10 mm になる。心電図記録には較正（キャリブレーション：図 13-2）をいれ，感度を確認できるようにする。大きすぎる，あるいは小さすぎる波形を見たら，較正を確認するようにする（図 13-3）。
　QRS が大きくていつもの設定では記録紙からはみ出るくらいなら，感度を変更する。

紙送り速度の間違い

心電図記録速度の標準は 25 mm/秒であり，1 mm が 0.04 秒に相当する。記録紙を 2 倍の速度で走らせると，波形の幅も 2 倍になる（図 13-4）。心電図には紙送り速度の記録が残るようにする。標準でない設定で記録したときには，心電図にそれとわかるようにメモしておこう。

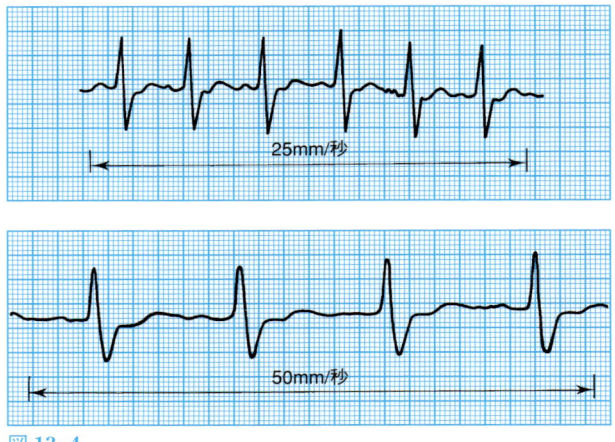

図 13-4
誤った紙送り速度
Key Point：● 紙送りの速度が速いほど波形が広くなる。

患者の体動

心電図は心臓の電気活動を記録するものである。しかし，体のなかで心臓だけが電気を発しているわけではなく，骨格筋の活動も記録される。記録中の患者には静かに力を入れないようにしてもらうことが重要である。それでも以下のような患者では，静かにしてもらえるとは限らない：
- 非協力的あるいは興奮しているとき
- 呼吸不全があるとき
- 運動障害のあるとき

運動負荷中に骨格筋が電気を発するのは避けようがない。加算平均心電図は多くの PQRST 波形を足して平均する検査であるが，規則性のない電気的アーチファクトを取り除くのに有用である（図 13-5）。しかし，加算平均心電図もそれ自身がアーチファクトをまねくことがある。このことを忘れずに解釈しなければならない。

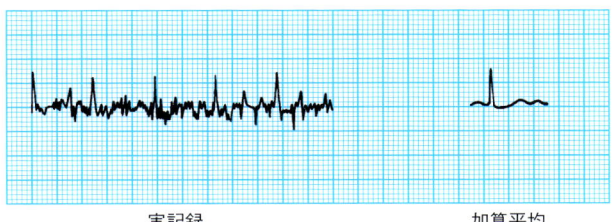

図 13-5
加算平均心電図
Key Point：● 電気的アーチファクトは加算平均により減少している。

（実記録／加算平均）

まとめ

心電図異常を見たとき考えること：
1．アーチファクトではないか？
Yes なら：
● 電極のつけ間違い
● 外部の電気干渉
● 較正の間違い
● 紙送り速度の間違い
● 患者の体動

14

ペースメーカ

この本の性格上，ペースメーカのことをあまり詳しく扱うことは避けたい。しかし，以下の2つの理由により，本章ではペースメーカについて少しふれておきたい：
- 本書に記載されている多くの異常に対して，ペースメーカによる治療がほどこされる。
- ペースメーカにより心電図が影響を受ける。

以下にペースメーカの作動と適応について述べる。

ペースメーカは何をしているか？

急速な技術の進歩はペースメーカをいっそう精巧なものとし，さまざまな機能を備えるようになった。ペースメーカのもっとも基本的な機能は徐脈の危険から患者を守ることである。しかし，最近では頻拍を停止させることや心不全において右室と左室の収縮を同期することを目的とするペースメーカもある。

　緊急時のペーシング，短期間の徐脈への対処(例：心筋梗塞)，また恒久型ペースメーカの植込みまでのつなぎとして一時的なペースメーカが使用される。一方，長期的な治療には恒久的なペースメーカを用い，バッテリーとリードを患者の体内に植込む。一時的ペースメーカはたいてい経静脈的に用いられるが，経食道的ペーシングや経皮的ペーシングという選択も存在する。

　人工的なペースメーカが植込まれていても，常にペーシングが行われているわけではない。一時的あるいは恒久型ペースメーカのいずれも，心臓の自発的な活動があるか否かを判断して，必要なときにのみ電気刺激を行うように設定されている。恒久型ペースメーカにとって，必要なときにのみペーシ

ングを行うことはバッテリー寿命の温存に貢献する。恒久型ペースメーカのバッテリーはおよそ 7〜8 年の耐用年数がある。

一時的ペーシングの適応

■恒久型ペースメーカの植込みを待っている患者
強い症状を伴う徐脈があるにもかかわらず，なんらかの事情ですぐに恒久型ペースメーカを植込むことができないときは，一時的ペーシングで対応する。

■急性心筋梗塞
急性下壁梗塞に伴い房室結節が抑制を受けると，完全房室ブロックによる徐脈を生じることがある[訳注 1]。心拍数は遅くても血圧は保たれていることが多いので，一時的ペーシングが必要となる患者は稀である。2 度あるいは 3 度房室ブロックで症状や血行動態の悪化を認めるときは，一時的ペーシングが必要となる。

　急性前壁梗塞では左室障害のために低血圧となりがちである。梗塞範囲が広いと，心室中隔の伝導脚を巻き込んで徐脈となる。死亡率も高い。症状がなくても 2 度あるいは 3 度房室ブロックでは一時的ペーシングを行い，強心薬による補助も必要である。

■頻　拍
ある種の頻拍（房室回帰性頻拍や心室頻拍）は，**高頻度電気刺激（オーバードライブペーシング）**により停止させることができる。この技術に熟練した医師の管理下で行うべきものであり，専門医に相談する必要がある。

■周術期のペーシング
詳しい内容については 200 ページを参照。

訳注 1：原文では房室結節へ向かう動脈が閉塞するために房室ブロックが出現すると記載されている。これは頻度として低い。下壁の虚血が迷走神経活動を亢進させることに由来することが多い。Wenckebach 型 2 度房室ブロックが見られることや，硫酸アトロピンでブロックが解消されることも，自律神経を介した現象であることを支持している。

一時的ペースメーカの挿入と管理

一時的ペースメーカを挿入するときには，下記の事項に留意：
- 訓練されたスタッフによる無菌的なペーシングリードの挿入。
- 最少限の X 線被曝。
- 傷口は通気性を維持できるように処置する。
- ペースメーカ挿入後，気胸の有無を確認するために胸部 X 線写真を申し込む。
- ペースメーカ機能の確認を行い，ペーシング閾値を測定し出力が閾値の 2 倍あたりに設定する。
- ペーシングリードの逸脱がないことを確かめる。
- 感染を予防するため，早めにペーシングリードを抜去する。
- 5 日以上のペーシングが必要になれば，リードを入れ替える。長期のリード留置は感染の危険を著しく増す。
- 急性心筋梗塞では，血栓溶解療法が施行されるときでも一時的ペースメーカを差し控える必要はない（このような症例では外頸静脈，上腕皮静脈，鼠径静脈が用いられるが，これらの血管は表層を走行しており，出血しても圧迫止血できる）。

恒久型ペースメーカの適応

恒久型ペースメーカの植込みは専門医が決定すべきものであり，専門医のアドバイスを求めるべきである。恒久型ペースメーカの一般的な適応は：
- 失神や前失神症状のある 3 度房室ブロック。後天性の 3 度房室ブロックで，たとえば心室レートが毎分 40 以下が目安となる。3 秒以上の心停止症例では，症状がなくても予後の面から適応となる。先天的な 3 度房室ブロックで無症状なら，ペースメーカは必要ではないが，定期的な観察が必要。
- 失神発作のある 2 度房室ブロック。Mobitz I 型か II 型かは問わない。
- 二束ブロックか三束ブロックがあり，明らかな失神発作があるとき。あるいは残る伝導路にも間欠的な伝導障害が証明されているとき。
- 症状を有する洞不全症候群 (sick sinus syndrome)。無症状ならペースメーカは通常必要でない。

- 重篤な血管迷走神経症候群(malignant vasovagal syndrome)ではペースメーカが有用なこともあるが，徐脈が主症状の"心抑制"型のみが対象となる。
- 頸動脈洞症候群(carotid sinus syndrome)でもペースメーカが有用なこともあるが，ここでも徐脈を生じる"心抑制"型のみである。

恒久型ペースメーカの機種選択

恒久型ペースメーカにはいろいろな機種があり，いろいろなペーシングモードが選択可能である。至適ペースメーカの決定やフォローアップは専門医が行う。

ペースメーカのタイプを表す5文字のコードが全世界的に受け入れられている。それぞれの文字はペースメーカ機能の一面を表すが，表14-1に概略を記す。

もっとも普及しているペースメーカを下に列記する：

- VVI：このペースメーカは1本のリードを用いて心室の興奮を感知(センス)する。興奮が検知できないときは，このリードを使って心室を刺激(ペーシング)し，調律をコントロールする。
- AAI：このペースメーカも1本のリードを用いるが，リードは心房に埋込まれて心房興奮(P波)の有無をモニターする。心房興奮が乏しいとき

表14-1 ペースメーカコード

文字	内容	コード	意味
1	ペースする心腔	A	心房
		V	心室
		D	両方(心房/心室)
2	センスする心腔	A	心房
		V	心室
		D	両方(心房/心室)
		O	なし
3	センスに対する反応	I	ペースメーカ抑制
		T	ペースメーカトリガー
		D	抑制/トリガー
		O	なし
4	心拍応答性	R	心拍応答型ペースメーカ
5	抗頻拍機能	P	頻拍に対するペーシング
		S	電気ショック
		D	両者(ペーシング/ショック)
		O	なし

には心房をペーシングする。
- DDD：このモードは心房と心室の両方にリードを挿入する（二腔［dual chamber］）。いずれのリードもセンシングとペーシングが可能である。心房興奮の後に心室興奮がなければ，引き続いて心室ペーシングを始める。心房のみをペーシングすることもあるが，房室伝導がブロックされている症例では心房と心室を順次ペーシングする。
- AAIR，VVIR，DDDR："R"はペースメーカが心拍応答型であることを表す（コラムを参照）。

◆心拍応答型
心拍応答型ペースメーカは患者の活動に応じてペーシング頻度を変化させ，運動に対する生理的な反応をまねようとするものである。患者の活動レベルを決定するためにペースメーカがモニターする指標として，振動，呼吸，血液の温度などがある。

ペーシングと心電図

ペースメーカは電気刺激で心筋を興奮させるため，心電図上にペーシング"スパイク"を認める（図 14-1）。心室ペーシングでは，ペーシングスパイクのす

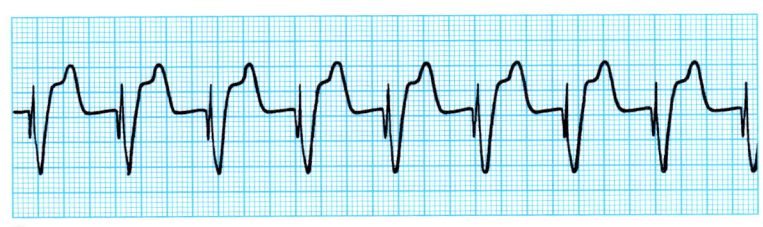

Ⅱ

図 14-1
心室ペーシング
Key Point：
- 幅の広い QRS の前に心室ペーシングスパイクが見られる。

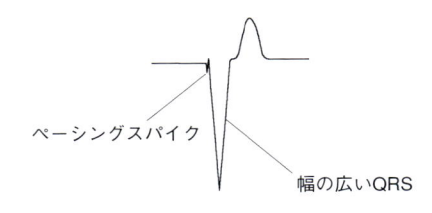

ペーシングスパイク　　幅の広いQRS

ぐ後に幅の広い QRS が生じる（正常な伝導路を使った高速の興奮伝播ではないため）。

心房がペーシングされると，ペーシングスパイクに引き続いて P 波を認める。この興奮が房室接合部を通って心室に達すれば，正常な QRS を生じる。一方，二腔順次ペーシングでは P 波の後に心室ペーシングのスパイクが現れ，さらに幅の広い QRS が続く（図 14-2）。

ペーシングスパイクの後に心筋の興奮を認めないなら，"捕捉（capture）"に問題があるので，専門医にペースメーカのチェックを依頼する。

ペースメーカと外科手術

ペースメーカと外科手術は 2 つの面で関連をもつ：
- ペースメーカと電気メス
- 周術期のリスクに備えた予防的ペーシング

外科医と麻酔医は手術を行う患者に恒久型ペースメーカが植込まれていないか注意する。ペースメーカの種類（患者は通常ペースメーカコードの記載された ID カードをもっている）や植込みの理由を把握する。外科手術前後にペースメーカチェックを行うことが望ましい。

手術中はペースメーカと電気メスの干渉によるペースメーカ障害が起きな

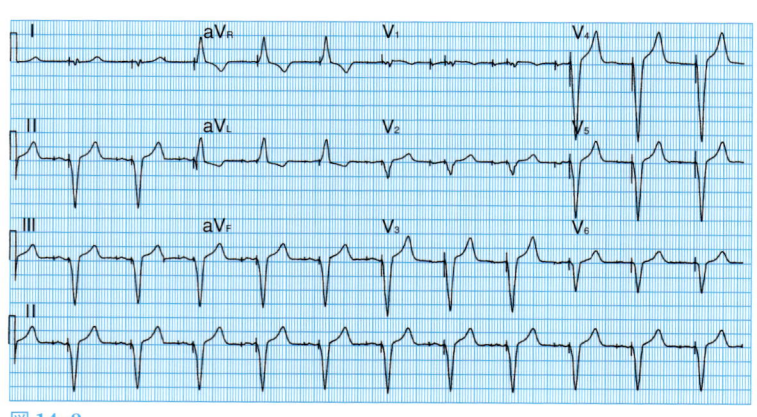

図 14-2
二腔順次ペーシング
Key Point：● P 波の前に心房ペーシングスパイク（小さい）が見られる。
　　　　　　● 幅の広い QRS の前に心室ペーシングスパイク（大きい）が見られる。

いようにとくに注意する。電気メスにより不適切にペースメーカが抑制されれば，徐脈や心停止を起こす危険がある。そのため手術中は厳重に心拍数をモニターすることが重要である。危険を回避するには，電気メスをペースメーカ本体から 15 cm 以上遠ざけ，不関電極も可能な限り離しておく。

刺激伝導障害はあるが恒久型ペースメーカはまだ植込まれていない患者に全身麻酔を行うときは，一時的ペースメーカの適応があるかもしれない。一時的ペースメーカの適応は：

- 心室レートの低い心房細動
- 3 度房室ブロック
- 2 度房室ブロック

前失神や失神の既往がなければ，二束ブロックの患者ではペースメーカは必要でない。詳しくは専門医に相談すること。

15

Holter 心電図

動悸を訴える患者では心電図がカギとなる情報をもたらす。しかし，発作が稀なものなら，通常の 12 誘導心電図では限界が多く，なんど記録してもたいした所見は見つからないかもしれない。

ときには症状がないときの記録でもなんらかの示唆があるかもしれない（たとえば PR 時間の短縮があれば房室回帰性頻拍が考えやすいし，QT 時間の延長があれば心室頻拍を疑わせる）。しかし動悸発作そのものを記録することは何ものにも代えがたい診断的価値があり，これには 4 通りのアプローチがある。

- Holter 心電図
- イベントレコーダ
- "オン・デマンド"心電図
- 入院患者における心電図モニター

表 15-1 に，発作の頻度によりどのシステムを使えばよいかをまとめた。

表 15-1 発作頻度とその検出におけるシステムの有用性

検出法	発作頻度		
	1/数日	1/数週	1/数カ月
Holter 心電図	＋＋＋	＋	＋
イベントレコーダ	＋＋＋	＋＋	＋
"オン・デマンド"心電図	＋＋＋*	＋＋＋*	＋＋＋*
心電図モニター	＋＋＋	＋	＋

＋＋＋適応高い，＋＋適応中等度，＋適応低い
*発作時に自分で心電図を記録できるときにのみ有用。

Holter 心電図

Holter 心電図（24 時間心電図記録器）は動悸の原因を探るときにもっともよく使われる検査である。数本のリードをつないだ心電図記録器を紐やベルトにつるすことで患者が自由に動けるようになっている。古い機械ではカセットテープだが，たいていはデジタル記録システムに心電図波形が蓄積されていく。記録器が返却されたあとコンピュータでデータ解析が行われる。

Holter 心電図の弱点は記録時間が短いところにある。48 時間あるいはそれ以上の記録時間が可能な機種もあるにはあるが，その記録時間中に発作が起きてようやく意義のある検査となる。連日発作があったり，せめて週に 2〜3 回の発作があるならタイミングよく発作を記録できる可能性も高い。しかし，これ以下の頻度になると 24 時間の記録では有意な所見を得ることは難しくなる。

Holter 心電図でまったく発作が見つからないと，さしあたり問題はないものとして動悸の診断はとどこおりかねない。しかし，記録中に無症状で，イベントを検出できないと，致死的不整脈を有する患者でも低リスク群と判断され，重大な事故をまねく可能性がある。Holter 心電図による診断で大事なことは「記録中にいつもの動悸発作を経験したか？」を尋ねることである。もし答えが No であれば，そのときの検査は診断的価値に乏しく，さらなる検討を要することになる。

Holter 心電図を装着しているあいだは症状の詳細を書き留めて，記憶があいまいにならないようにする。とくに症状や行動に対応する時間を正確にメモしておくことが重要である。症状の原因を知るには，症状とイベントとの対応にことさら注目したい。

イベントレコーダ

24 時間あるいは 48 時間の記録を行う Holter 心電図よりも，さらに長期の観察を続けたいときイベントレコーダが使われる。イベントレコーダは持続的な記録ではなく，問題がありそうなときのみ記録する点に特徴がある。イベントレコーダを活用するには，適切なときに装置をオンにすることが要求される。イベントレコーダはその指示を受けてから，一定の時間（30 秒くらいのことが多い）だけ心電図を記録する。早めに情報を伝えるために一部の機種

では電話回線を経由して波形を病院に送ることができる。

イベントレコーダには大きく2つのタイプがある。電極をつねに貼り付けておくタイプと，症状があったときだけ電極を接触するタイプである。前者は基本的にHolter心電図と相違はないが，持続的な記録に代わってスイッチを入れたときにだけ作動する点が異なる。実際にはいろいろな差しさわり（電極のせいで入浴できないことや皮膚が傷むこと）があるので，連続使用はせいぜい1週間くらいのものである。後者は小型のものでポケットにも入り，必要ならいつまでも使い続けることができる。症状が起きたときは皮膚に直接接触させて心電図を記録する。通常は前胸部に接触して使用する。

発作がたまにしかないとき（たとえば1週間に1度）は，症状が起きたときにタイミングよく心電図記録が行われるようイベントレコーダを持ち歩くことを勧めたい。これより頻度が低ければ（2～3カ月に1度くらい）イベントレコーダでもあまり有効ではないだろう。

"オン・デマンド"心電図

発作時にどういう心電図波形が得られるのか知りたければ，症状があり次第すぐに急患窓口を訪れてもらうことだ。しかし，実際にはなかなかうまくはいかない。

- もともと発作が短時間なら，心電図がとれる場所にたどり着いたときにはすでに症状が消失している可能性がある。
- 発作が生じた時間帯に病院にたどり着くための交通機関が使えないかもしれない。また自分で運転してもらうのも危険かもしれないし，付き添いの手配も簡単ではないだろう。
- なんとか病院にたどり着けたとしても，心電図検査の順番を待っているうちに症状が消失してしまうことすらある。

とはいえ，発作がたまにしか起きず（2～3週か2～3か月に1度），症状もたいしたことがなく，かつ持続性が高いのであれば，発作時の受診を勧めることもあながち無理な話ではない。この場合，最寄りの開業医や救急外来（または心電図部門）の救急担当の医師やスタッフに事情を説明するためのメモか手紙を患者に所持してもらうのがよい。手紙は公用の便箋を用い，症状を訴える患者に対しできるかぎりすみやかに12誘導心電図が記録されるように依頼する内容とする。さらに心電図記録の送付先と，できれば患者自身に

も心電図のコピーを持たせてもらうように依頼したい。

ベッドサイドでの心電図モニター

もし動悸が毎日でも出現し，早急な診断と対策が望まれるなら，入院のうえ心電図モニターを行うことも選択肢に入ってくる。動悸があったらすぐに連絡してモニター心電図の記録と対比できるように打ち合わせをしておく。最近の心電図モニターはすぐれた診断システムを備えており，100%とはいかなくても大半の有意な不整脈を正確に検出し，警告音を発することができる。同時に対象となったイベントの記録もプリントアウトしてくれる。

　この方法は確定的な診断を提供してくれる可能性はあるものの，費用や生活制限の面での負担もある。さらに日頃とは異なる環境や安静度が増すために，発作の頻度が低下してくるかもしれない。

16 運動負荷心電図

虚血性心疾患や運動誘発性不整脈の評価には運動負荷心電図検査が有用である。しかし，検査を活用するには運動中の心電図の解釈や意義には限界があることを熟知することが望まれる。

本章は，以下のことがらについて述べる：
- 運動負荷心電図の適応は？
- 運動負荷心電図の危険性は？
- 運動負荷心電図をどのように施行するか？
- いつ運動負荷を中止するか？
- 運動負荷心電図をどのように評価するか？

運動負荷心電図の適応は？

運動負荷心電図は次のような評価に有用である：
- 胸痛の診断
- 安定狭心症での危険性
- 心筋梗塞後の危険性
- 運動誘発性不整脈
- 恒久型ペースメーカの必要性
- 運動耐容能
- 治療に対する反応

運動負荷検査を行うときは，その目的をはっきりと意識し，かつ検査の限界に留意する。得られる情報量が検査の危険性（相対的には小さいが）より大きい症例にのみ，運動負荷試験を施行する。

運動負荷心電図の危険性は？

すべての検査と同様に，運動負荷心電図にも危険を伴う：
- 障害は 10,000 件に 2.4 件
- 死亡率 10,000 件に 1 件（検査の 1 週間以内）

運動負荷試験の危険性を最小にするために，病歴と身体所見から絶対禁忌がないかどうかを確認する（表 16-1）。

相対的禁忌をもつ患者ではその危険性に留意して，厳密な管理のもとに施行すべきである（表 16-2）。

表 16-1 運動負荷心電図の絶対禁忌

- 最近の心筋梗塞（7 日以内）
- 不安定狭心症（48 時間以内の安静時胸痛）
- 著明な大動脈弁狭窄や閉塞性肥大型心筋症
- 急性心筋炎
- 急性心膜炎
- コントロールされていない高血圧
  - 250 mmHg を超える収縮期血圧
  - 120 mmHg を超える拡張期血圧
- コントロール不良の心不全
- 最近発症の血栓塞栓症（肺，全身性）
- 急性の発熱性疾患

表 16-2 運動負荷心電図の相対的禁忌

- 最近の心筋梗塞（7 日以上 1 カ月以内*）
- すでに重篤な冠動脈病変と診断されている症例
- 危険な不整脈が予想される者
- 軽度〜中等度の大動脈弁狭窄や閉塞性肥大型心筋症
- 肺高血圧症
- 重度の左室機能低下
- 瘤（心室，大動脈）
- 安静時でも著しい心電図変化があるとき†
  - 左脚あるいは右脚ブロック
  - ジギタリス効果
- 虚弱な患者

*亜最大運動負荷が用いられる。
†かわりに運動負荷 Tl 心筋シンチグラムが用いられる。

運動負荷心電図をどのように施行するか？

診断精度をあげるには薬物効果の評価を目的とするときを除き，検査の 3 日前までに抗狭心薬を中止することが望ましい．しかし，薬物治療の中止は心事故のリスクがあるため，常に経験のある医師の判断が必要である．

検査日には心肺蘇生法（CPR）の訓練を受けた 2 名の医師やスタッフが立ち合える態勢であることと，CPR に必要な薬物や器具があることを確認する．

患者に検査内容を説明し，禁忌の有無（前項参照）を確認の後，プロトコールを決定する．さまざまなプロトコールがあるが，次の 2 つがよく用いられる：

- Bruce プロトコール
- 修正 Bruce プロトコール

修正 Bruce プロトコールは Bruce プロトコールより軽い負荷から開始するものであり，虚弱な患者や心筋梗塞後間もない患者に適している（図 16-1）．

安静時心電図と血圧を確認して運動を開始する．検査中は症状と心電図を

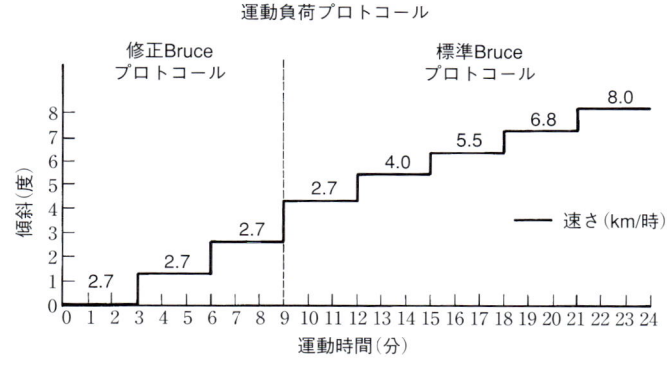

プロトコール	修正Bruce			標準Bruce				
ステージ	01	02	03	1	2	3	4	5
速さ(km/時)	2.7	2.7	2.7	2.7	4.0	5.5	6.8	8
傾斜(度)	0	1.3	2.6	4.3	5.4	6.3	7.2	8.1

図 16-1
Bruce プロトコールと修正 Bruce プロトコール

監視し，3分ごとに血圧を測定する。検査の中止理由については次項で説明する。

運動終了後も症状や心電図変化が消失するまで，心電図と血圧をモニターする。

> ◆MET とは？
>
> 運動プロトコールの各段階の負荷量は metabolic equivalents (METs) で表される。1 MET は正常人の安静時酸素消費量の 3.5 ml/kg/分に相当する。日常生活をおくるためには 5 METs ほどが必要である。

いつ運動負荷を中止するか？

予後良好を示す指標の1つに，症状や心電図に変化なく目標心拍数に到達するという点が挙げられる。目標心拍数は：

　　　　目標心拍数＝220－患者年齢(年)

しかし，目標心拍数に達する前に運動負荷を中止しなければならない要因が数多くある。次のような場合に運動負荷を中止する：

- 患者が中止を望むとき
- 20 mmHg 以上の収縮期血圧の低下
- 10/分以上の心拍数低下
- 持続性の心室頻拍や上室頻拍

また，以下のような状態でも負荷中止を考慮する：

- 2 mm 以上の ST 低下と胸痛
- 症状はないが，3 mm 以上の ST 低下
- 伝導障害と胸痛
- 非持続性心室頻拍
- めまい
- 強い息切れ
- 著しい疲労や消耗

どのように運動負荷心電図を評価するか？

運動誘発性不整脈を対象とするときの判定は容易である．不整脈の解釈については本書の前半に述べた．治療を行いながら運動負荷心電図を繰り返せば，治療効果の判定に役立つ．

虚血性心疾患に対する運動負荷心電図の効用については誤解が多い．その理由の1つに，検査の限界が十分に理解されていないことがある．運動負荷心電図は虚血性心疾患の"gold-standard"ではなく，感度は45〜68％，特異度は75〜90％であることからも，結果を"陽性"もしくは"陰性"の2つに割り切るのはかなり無理がある．むしろ，冠動脈疾患の可能性についての指標とみなすほうが，現実的であろう（以下参照）．

冠動脈疾患を示唆する所見は，なによりもまずST低下である．ST低下がはなはだしいほど，冠動脈疾患の可能性は高い．しかし，運動中にJ点（S波とST部分の境界点）が低下するのは生理的で正常な現象なので，ST低下を評価する際は十分注意する．ST はJ点以降に急速な上昇を示し，60ミリ秒（小さな四角1.5個）以内に基線に戻る．したがって，ST低下はJ点より80ミリ秒（小さな四角2個）T波寄りで測定する（図16-2）．

しかし，ST低下だけが評価項目ではない．運動中にはT波の陰転や脚ブロックを生じることもある．ただし，これらは冠動脈疾患がなくても生じる．収縮期血圧が低下するようなら重症の冠動脈疾患が疑われる．

図16-3の心電図は3枝病変の患者から記録されたものであり，運動前から終了後までST変化が観察される．

冠動脈疾患を有する可能性は，以下の各項によっても左右される：

● 性別 ── 冠動脈疾患は男性に多い．そのため男性のほうに真の陽性が多

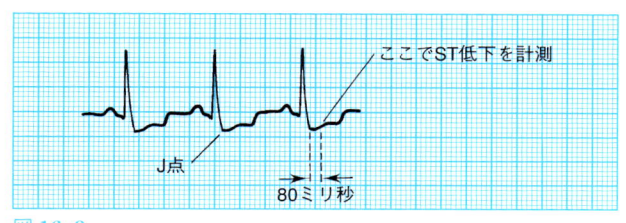

図 16-2
J点
Key Point：● J点はS波とST部分の境界点である．
● J点の80ミリ秒後方でST低下を測定する．

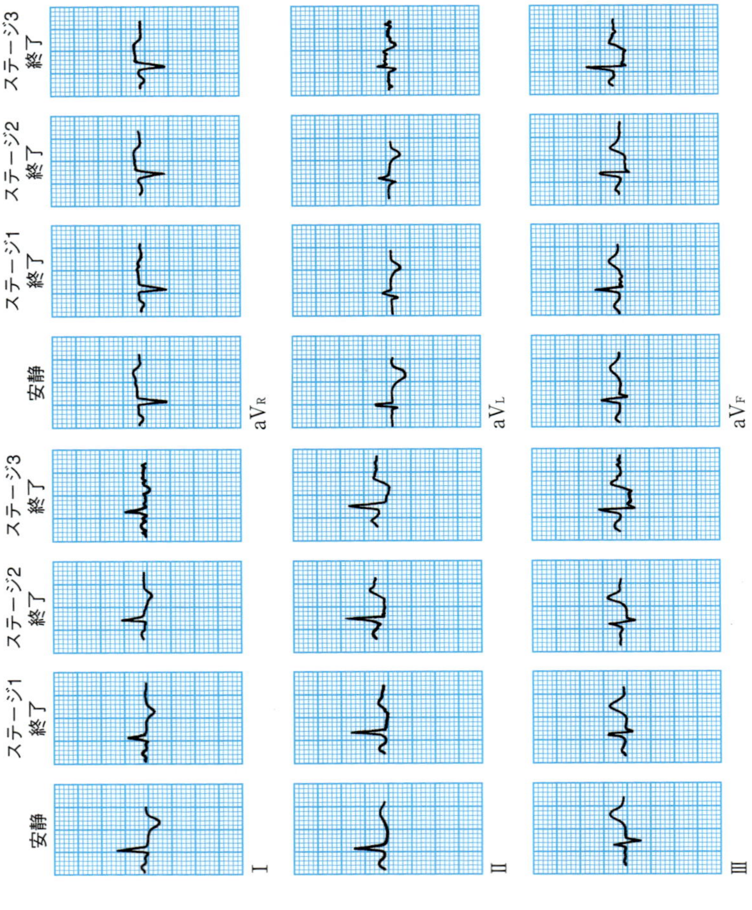
安静
ステージ1 終了
ステージ2 終了
ステージ3 終了
安静
ステージ1 終了
ステージ2 終了
ステージ3 終了
I
II
III
aV$_R$
aV$_L$
aV$_F$

図 16-3 冠動脈疾患例における運動負荷試験

***Key Point*:**
- 運動中に下側壁誘導で ST 低下が見られる。

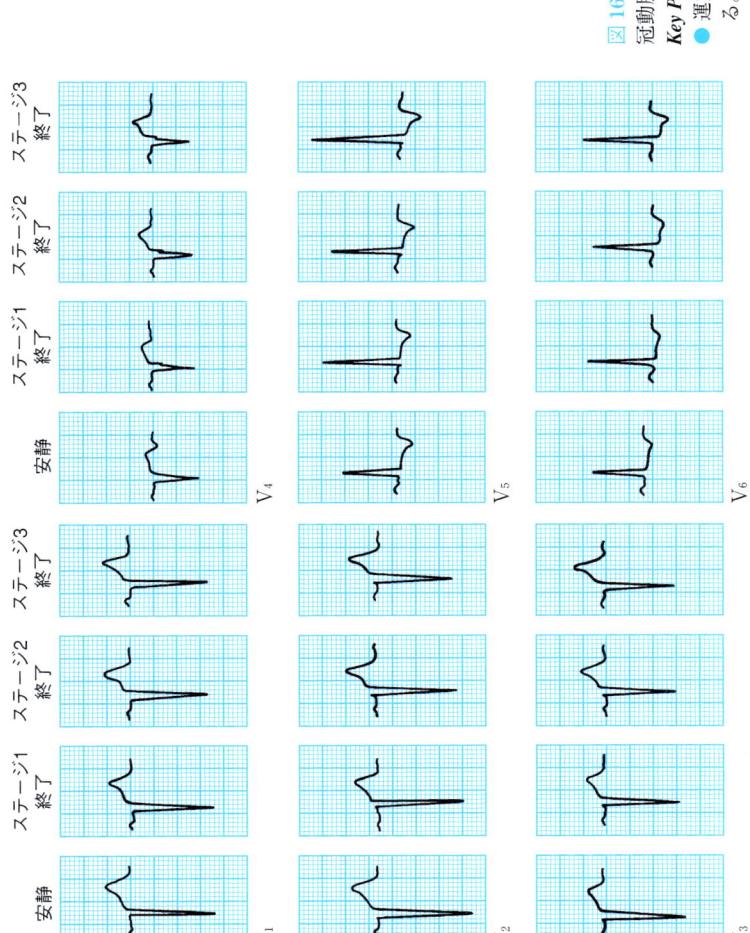

く，女性には偽陽性が多い傾向がある。
- 年齢 —— 加齢に応じて冠動脈疾患の頻度は高くなるので，高齢者のほうに真の陽性が多く，若年者に偽陽性が多い．
- ST 低下 —— ST 低下が顕著であること，より軽い負荷で ST 低下が生じること，あるいは多くの誘導に ST 低下を認めるほど冠動脈疾患が存在する可能性は高くなる．
- 随伴症状 —— 典型的な症状と ST 低下の両方を認めるなら冠動脈疾患が強く疑われる

これらの指標に基づいて冠動脈疾患の可能性を推測することができる．

もっと学びたい方に

役立つウェブサイト
下記のウェブサイトは心電図の解釈を学ぶためにとくに役立つ。
ECG Library：www.ecglibrary.com
The Alan E Lindsay ECG Learning Center：http://library.med.utah.edu/kw/ecg
The Six Second ECG. Dynamic Cardiac Rhythm Simulator：www.skillstat.com/Flash/ECGSim531.html

（2010年3月時点）

心電図の解釈と不整脈のテキスト
Bennett DH. *Cardiac Arrhythmias*, 7th edn. London：Hodder Arnold, 2006.（ISBN 978-0340925621）
不整脈の診断と治療に関する秀逸なガイド。
Azeem T, Vassallo M, Samani N. *Rapid Review of ECG Interpretation*. London：Manson Publishing, 2005.（ISBN 978-1840760439）
心電図の解釈に焦点を当てた優れた症例集。
Springhouse. *ECG Interpretation Made Incredibly Easy*, 3rd edn. Philadelphia：Lippincott Williams & Wilkins, 2004.（ISBN 978-1582553559）.
わかりやすく読みやすい入門書。

心電図の解釈と不整脈のテキスト
Grubb NR, Newby DE. *Churchill's Pocketbook of Cardiology*, 2nd edn. Edinburgh：Churchill Livingstone, 2006.（ISBN 978-0443100512）
循環器診療の詳細で最新のポケットガイド。
Julian DG, Campbell-Cowan J, McLenachan JM. *Cardiology*, 8th edn. Edinburgh：Saunders, 2004.（ISBN 978-0702026959）
循環器の内科的治療に関する有用なハンドブック。

心肺蘇生ガイドライン

英国では蘇生学会の協力により ALS の指導が行われている。
Resuscitation Council(UK)
5th Floor, Tavistock House North
Tavistock Square
London WC1H 9HR
United Kingdom
Tel：020 7388 4678
Fax：020 7383 0773
Email：enquiries@resus.org.uk
Website：www. resus. org. uk

ヨーロッパ蘇生協議会による蘇生に関するガイドラインは次の文献で見ることができる：European Resuscitation Council. European Resuscitation Council Guidelines for Resuscitation 2005. *Resuscitation* 2005；67(Suppl 1)：S1-S190.

改訂にご協力を

どのような内容の追加(あるいは削除を)希望されているかを知りたいと考えています。どうかあなたのご意見を下記にお寄せください。

    Dr Andrew R Houghton
    Making Sense of the ECG
    c/o Hodder Arnold, Health Sciences
    338 Euston Road
    London NW1 3BH

 改訂の際にご意見を採用させていただいたすべての方々のお名前を謝辞に加えさせていただきます。

索　引

[欧文索引]

1度房室ブロック　**102**
2：1房室ブロック　**105**
2度房室ブロック　19，197
3度（完全）房室ブロック　19，80，**103**，197
12誘導心電図　3

AAIペースメーカ　199
AST　142，143

Beckの三徴　126
Bruceプロトコール　209
Brugada症候群　153

Chvostek徴候　180
CK-MB　143
Cornell基準　121

DDDペースメーカ　199

f波　37，61，88

high take-off　152
Holter心電図　32，**203**，204

inappropriate sinus tachycardia　30

Jervelle and Lange-Nielsen症候群　183
J点　211
J波　160

Kartagener症候群　124

LDH　143
Lown-Ganong-Levine症候群　100
Lyme病　107

MET　210
MobitzⅠ型房室ブロック　**103**
MobitzⅡ型房室ブロック　**104**

Osborn波　160

Prinzmetal型狭心症　149
PR時間　9，**97**
　　――延長　**102**
　　――短縮　98
P波　1，8，61，79，**87**
　　――の起源　87
　　――の欠落　87
　　陰性――　91
　　僧帽性――　95
　　二相性――　92
　　二峰性――　94
　　肺性――　93

QRS　10，17，59，**119**
　　小さい――　125
　　等電位の――　72
　　広い――　128
QT延長　**180**
　　――症候群　183
QT時間　12，**175**
　　――と抗不整脈薬　181
Q波　1，10，**111**
　　中隔性――　116

Raynaud現象　149
regular irregularity　59
reverse tick　154
Romano-Ward症候群　183
Romhilt-Estesスコア　121
R on T現象　54
RR間隔　58
R波　1，10

ST　139

──上昇　**139**，152
　　等電位線上の──　153
ST上昇　**139**，152
　　鞍型の──　151
ST上昇型急性冠症候群（ST上昇型心筋梗塞）　113，140
　　──の対側性変化　157
　　──の治療　144
ST部分　12
S波　1，10

torsades de pointes　48
Trousseau徴候　180
T波　1，12，79，163
　　──陰転　149，169
　　──偽正常化　154，170
　　高い──　164
　　超急性期──　141，149，166
　　テント状──　164

U波　1，12，**185**
　　高カルシウム血症の──　187
　　低カリウム血症の──　186

Valsalva法　45
VVIペースメーカ　199

Wenckebach型房室ブロック（MobitzⅠ型房室ブロック）　103
wide QRS tachycardia　21，45，64
　　→（QRSの項も見よ）
Wolff-Parkinson-White（WPW）症候群　41，**81**，84，99，116，124，136
　　──の心房細動　46

[和文索引]

あ 行

アーチファクト　189
アスパラギン酸アミノトランスフェラーゼ（AST）　142，143
アスピリン　39，144，147
アデノシン　45
アドレナリン　29
アトロピン　20，29
アミオダロン　40，47
アンジオテンシン変換酵素（ACE）阻害薬　147

異常QRS　134
異所性興奮起源　33
異所性収縮　52
　　→（期外収縮の項も見よ）
痛み
　　心筋虚血の──　154
　　心筋梗塞の──　116
　　心膜炎の──　150
一次性心室細動　50
一時的ペーシング　195，**196**，197
　　急性心筋梗塞の──　196
　　頻拍の──　196
イベントレコーダ　204
陰性P波　44，54，91
　　房室結節リエントリー性頻拍の──　44
陰性の振れ　5
陰性変時作用薬剤　20
インドメタシン　151

植込み型除細動器（ICD）　48，177
右脚　9
右脚ブロック　129
右胸心　84，124
右軸偏位　75，**82**
右室梗塞　143，145
右室肥大　83，122
右室流出路起源特発性心室頻拍　48
右心不全の輸液　145
右側胸部誘導　43

右側副伝導路　124
運動負荷心電図　**207**
　　――の MET　210
　　――の危険性　208
　　――の中止　210
　　――の評価　211
　　――の目標心拍数　210
運動誘発性不整脈　207
　　――の運動負荷心電図　211

オーバードライブペーシング　45

か 行

較正　15
　　――の間違い　191
加算平均心電図　192
カテーテルアブレーション　30, 37, 45
カフェイン　22
下壁梗塞　82
紙送り速度　3, 15, 17, 191
カルシウム拮抗薬　102, 149
間欠性ブロック　59
完全房室ブロック　103
　　→(3度房室ブロックの項も見よ)
感度　→較正
冠動脈疾患の運動負荷心電図　211
冠攣縮　149

期外収縮(異所性収縮)　**52**
　　心室――　48, 93
　　心房――　53, 92
　　房室接合部――　54, 98
基線　139
規則的な不規則さ　59
キニジン　39, 181
奇脈　127
逆伝導　41
脚ブロック　43, 50, 129
　　右――　129
　　左――　129, 152
　　不完全――　135
逆行性室房伝導　90
急性冠症候群　140, 166
　　ST 上昇型――　140
　　非 ST 上昇型――　140
急性後壁梗塞　156
急性心筋炎　182
急性心筋梗塞　114
　　――の一時的ペーシング　196
　　ST 上昇型――　140
狭心症
　　Prinzmetal 型(血管攣縮性)――　149
　　不安定――　140
胸部誘導　4
　　右側――　43
虚血性心疾患の運動負荷心電図　211
鋸歯状波　35, 61

鞍型の ST 上昇　151
繰り返す心室細動　50
クレアチンキナーゼ　143
クロピドグレル　146, 147

経食道的ペーシング　195
携帯型24時間心電図　→Holter 心電図
頸動脈洞症候群　198
頸動脈洞マッサージ　35, 44
経皮的冠動脈インターベンション　146
経皮的ペーシング　195
血管迷走神経症候群　198
血管攣縮性狭心症　149
血栓塞栓症　37
血栓溶解療法　142, 146, 197
ケント束　99

高カリウム血症　89, 164
高カルシウム血症　178
　　――の U 波　178
交感神経活動亢進　29
恒久型ペースメーカ　20, 33, **197**
抗凝固療法　39
甲状腺機能亢進症　187
甲状腺機能低下症　168
甲状腺ホルモン　38
興奮旋回　44
後壁梗塞　123

急性—— 156
　呼吸 30
　骨格筋活動 1, 192

さ 行

サイアザイド系利尿薬 178
在宅者の心電図 190
細動波 →f 波
再分極 1
　　早期—— 152
左脚 9
　　——後枝 11
　　——前枝 11
左脚後枝ヘミブロック 84
左脚前枝ヘミブロック **79**
左脚ブロック 129, 152
　　——の適切な不一致 153
左軸偏位 75, **79**
左室肥大 116, 120
左室瘤 148
左側副伝導路 124
サルブタモール 29
三環系抗うつ薬 181
三束ブロック 80, 197

ジェイムス束 100
ジギタリス 34
　　——効果 157, **178**
　　——中毒 157, **173**
ジゴキシン 36, 157
持続性心室頻拍 45
持続性心房細動 37
ジソピラミド 181
失神 20, 44, 47, 81, 197
収縮停止 →心静止
修正 Bruce プロトコール 209
肢誘導 4
順伝導 41
硝酸薬 149
上室調律 60
上室頻拍 64, 67
　　発作性—— 41
除細動通電 48
徐拍（徐脈） 19

徐脈頻脈症候群 32
心筋炎 32
心筋虚血 154, 170
心筋梗塞 170
　　——の Q 波 115
　　ST 上昇型急性—— 140
　　非 ST 上昇型—— 140
　　無症候性 116
心筋マーカー 142
心室期外収縮 48, 93
心室興奮 57, 58
心室細動 22, **50**
　　繰り返す—— 50
心室中隔の興奮 10
心室調律 60, 131
心室肥大 172
心室頻拍 **45**, 64, 82
　　右室流出路起源特発性—— 48
　　持続性—— 45
心室補充調律 53, 103
心室レート 17, 18, 35
　　——のコントロール 39
心静止 20, 58
心タンポナーデ 126
心停止 47, 63
心電図モニター 206
心拍数 **17**
　　吸気時の—— 30
心房期外収縮 53, 92
心房興奮 **61**
　　異常な—— 92
　　独立した—— 64
心房細動 37, 59
　　——のガイドライン 38
　　持続性—— 37
　　治療抵抗性の—— 41
　　発作性—— 37
　　慢性—— 37
心房粗動 **34**
　　——の P 波 89
心房頻拍 **33**
　　多源性—— 33
心房レート 18
心膜液貯留 126, 168
心膜炎 150

心膜摩擦音　150

スタチン　147
ステロイド剤　151
ストレイン　121
　　──を伴う心室肥大　159

正常 12 誘導心電図　119，163
正常軸　74，75
接合部補充調律　31
前側壁梗塞　84
先天性 QT 短縮症候群　177

早期再分極　152
早期収縮　52
双極誘導　4
僧帽性 P 波　95
束枝ブロック　51，135
　　→（二束ブロック，三束ブロックの項も見よ）
促進性心室固有調律　48
速伝導路　41
ソタロール　37，39，40，45
粗動波　34，35，61，90

た 行

体動　192
大動脈解離　142
体表面心電図　→12 誘導心電図
多源性心房頻拍　33
脱分極　1
単極誘導　4

遅伝導路　41
中隔性 Q 波　111，116
超急性期 T 波　141，149，166
調律　25
直流通電　40，45

低カリウム血症　167
低カルシウム血症　180
低体温　160
デルタ波　41，99，116
電位　1

電解質異常　48
電気軸　69
電気的干渉　2，190
電気的交互脈　128
電極　3
　　──のつけ間違い　189
伝導脚　9
伝導障害　50
テント状 T 波　164

洞（房）結節　5
動悸　22
洞結節　30
洞徐脈　19，27，31
洞性不整脈　30，59
洞調律　26，88
　　──の維持　40
洞調律化（カルディオバージョン）
　　直流通電による──　39
　　薬物療法による──　39
洞停止　31，91
洞頻脈　27
洞不全症候群　19，31，197
洞房ブロック　31，50，91
トロポニン　143

な 行

二次性心室細動　50
二相性 P 波　92
二束ブロック　79，197
二段脈　54
二峰性 P 波　94
乳酸デヒドロゲナーゼ（LDH）　143
二連脈　149

脳梗塞のリスク　39

は 行

肺気腫　125
肺性 P 波　93
肺塞栓　29，113

非 ST 上昇型急性冠症候群（非 ST 上昇

型心筋梗塞）140
ヒス束 9
ビスホスホン酸塩 178
肥大 →心室肥大
ビタミンD製剤 178
肥満 79, 125
頻拍（頻脈）21
　→（各々のタイプも見よ）
　異常QRSの── 21
　　→（wide QRS tachycardia の項も見よ）
　正常QRSの── 21

不安定狭心症 140
不応期 41, 53
不完全脚ブロック 135
副伝導路 41, 81, 100
　右側── 124
　左側── 124
服薬歴 182
不整脈 25
　運動誘発性──
不整脈原性右室心筋症 48
プルキンエ線維 11
フレカイニド 39, 40, 47
プロカインアミド 181
フロセミド 178
プロパフェノン 39, 40

ベクトル 76
ペーシング閾値 197
ペーシングスパイク 199
ペーシングモード 198
ペースメーカ 195
　──コード 198
　──障害 200
　→（恒久型ペースメーカ，一時的ペーシングの項も見よ）
　外科手術の── 200
　心拍応答型── 199
　補助的な── 51
β遮断薬 29, 36, 38, 147, 149
　──とベラパミルの相互作用 36, 38
ヘミブロック

左脚後枝── 84
左脚前枝── 79
ベラパミル 34, 36, 38
変行伝導 21

房室回帰性頻拍 41
　──の陰性P波 44
房室解離 62, 108
房室結節 8
房室結節伝導 44
房室結節二重経路 41
房室結節リエントリー性頻拍 41
　──の陰性P波 44
房室接合部
　──期外収縮 54, 98
　──調律 98
　──頻拍 93
　──補充調律 52
房室伝導 103, 199
　──の低下 31
　──比 35
房室ブロック 19, 50
　生理的な── 34
補充収縮 31
補充調律 20, 51
　心室── 53
　接合部── 31
　房室接合部── 52
補正QT（QTc）時間 176
　──の延長 180
　──の短縮 177
　→（QT時間の項も見よ）
捕捉収縮 66
発作性上室頻拍 41
発作性心房細動 37

ま行

麻酔
　──とWolff-Parkinson-White症候群 100
　──と恒久型ペースメーカ 200
まったく不規則な調律 37
慢性心房細動 37
無脈性電気活動 57

や 行

融合収縮　64
誘導　3

陽性の振れ　5
陽性変時作用薬剤　22

ら 行

リウマチ性心筋炎　182

リエントリー　34, 45
リエントリー性頻拍　→発作性上室頻拍

レート　→心拍数
レートコントロール　36
連続記録　25

わ 行

ワーファリン　39

ECGブック　第3版	定価：本体 4,200 円＋税
心電図センスを身につける	

1998 年 5 月 15 日発行　第 1 版第 1 刷
2004 年 11 月 19 日発行　第 2 版第 1 刷
2010 年 3 月 31 日発行　第 3 版第 1 刷Ⓒ
2016 年 4 月 1 日発行　第 3 版第 3 刷

著　者　　アンドリュー R. ホートン
　　　　　ディヴィッド グレイ

訳　者　　村川 裕二（むらかわ ゆうじ）
　　　　　山下 武志（やました たけし）

発行者　　株式会社 メディカル・サイエンス・インターナショナル
　　　　　代表取締役　若松 博
　　　　　東京都文京区本郷 1-28-36
　　　　　郵便番号 113-0033　電話 (03) 5804-6050

印刷：三報社印刷／表紙装丁：トライアンス

ISBN978-4-89592-635-5　C3047

本書の複製権・翻訳権・上映権・譲渡権・公衆送信権(送信可能化権を含む)は(株)メディカル・サイエンス・インターナショナルが保有します。
本書を無断で複製する行為(複写，スキャン，デジタルデータ化など)は，「私的使用のための複製」など著作権法上の限られた例外を除き禁じられています。大学，病院，診療所，企業などにおいて，業務上使用する目的(診療，研究活動を含む)で上記の行為を行うことは，その使用範囲が内部的であっても，私的使用には該当せず，違法です。また私的使用に該当する場合であっても，代行業者等の第三者に依頼して上記の行為を行うことは違法となります。

JCOPY　〈(社)出版者著作権管理機構　委託出版物〉
本書の無断複写は著作権法上での例外を除き禁じられています。
複写される場合は，そのつど事前に，(社)出版者著作権管理機構
(電話 03-3513-6969, FAX 03-3513-6979, info@jcopy.or.jp)の
許諾を得てください。